Desafio Whole Food de 30 Dias:

Mais de 100 Receitas de comida Deliciosa para perder peso e ficar em forma

Amanda Kathleen

ÍNDICE

Introdução

Viver saudável e manter-se em forma é um pré-requisito necessário para uma vida longa neste mundo. E não podemos ser saudáveis se continuarmos a consumir alimentos que terão um impacto negativo em nossa saúde. A maioria dos alimentos que estão sendo vendidos no mercado estão repletos de aditivos alimentares e produtos químicos que, segundo especialistas, não foram confirmados como seguros para nosso corpo. Daí a necessidade de observar o que consumimos e seguir um programa que restaurará nossa relação alimentar com o corpo de maneira saudável.

Whole Food Diet enfatiza a ingestão de alimentos naturais integrais. Este livro "Desafio Whole Food de 30 Dias: Mais de 100 Receitas de comida Deliciosa para perder peso e ficar em forma " é escrito para orientá-lo, explicando os conceitos básicos deste tipo de dieta, os benefícios e como você pode preparar esses pratos que não são apenas delicioso mas também saudável.

Você não pode comprometer a sua saúde e vida à custa de qualquer alimento, seja fast foods, sucatas, etc Aprenda a viver saudável, indo em Whole Food Diet. Isso definitivamente mudará sua vida.

Amada Kathleen

Capítulo um

Uma visão geral

O que é dieta alimentar integral?

Isso significa um plano de dieta que enfatiza o consumo de alimentos que ainda estão em seu estado natural bruto. Estes são alimentos que ainda parecem crescer na natureza, ou muito próximos a ele. Basicamente, os alimentos que não foram adulterados, e sem produtos químicos ou conservantes foram adicionados.

O corpo humano funciona com mais eficiência em alimentos que estão em sua forma natural, ou muito próximos a ele. Quando fizemos o corpo trabalhar com alimentos processados, estamos dificultando o trabalho do corpo no processamento desses alimentos e, se o trabalho do corpo for facilitado, a vida será fácil para nós, pois viveremos saudáveis.

Quais são os alimentos integrais?

Whole food refere-se a produzir de qualquer tipo como:
- Grãos integrais (arroz, trigo integral, aveia, painço, quinoa, cevada, etc.)
- Legumes frescos, como pepinos, folhas verdes, abacates, abóboras, rabanetes, cenouras e batatas-doces
- Frutas frescas ou secas, como laranjas, uvas, maçãs, pêras, melancia, tomate, manga, abacaxi, morango e banana
- Produtos lácteos que não contêm açúcar ou aromas químicos, como o iogurte grego

- Carne, peixe e aves assadas, assadas, grelhadas ou cozidas
- Nozes e legumes e produtos feitos a partir deles, por exemplo, homus e manteiga de nozes, desde que não haja produtos químicos, adição de açúcar ou gorduras insalubres.

Os seguintes alimentos não são alimentos integrais

- Alimentos com muitos ingredientes, aditivos químicos ou ingredientes que você não pode pronunciar
- Produtos alimentícios processados, tais como: biscoitos, purê de batatas reidratadas ou biscoitos, lanches e doces, sopas preparadas e refeições congeladas / sobremesas, a maioria dos cereais e pães embalados em caixas, espaguete em pote e molhos de pizza e iogurtes
- A maioria dos alimentos e condimentos preparados refrigerados.

Como funciona?

Tanto quanto possível, você deve evitar alimentos carregados com produtos químicos e conservantes e obter suas necessidades nutricionais de fontes naturais de alimentos. No entanto, observe que os alimentos à base de plantas começam a se deteriorar assim que são removidos de sua fonte de vida, por isso é aconselhável comer frutas e vegetais inteiros em um dia ou colhê-los ou comprá-los para obter os benefícios nutricionais mais eles. Frutas e vegetais inteiros congelados também podem ser uma opção nutritiva, pois são congelados rapidamente logo após a colheita.

Aqui está um guia de refeição de amostra para o seu plano de dieta alimentar inteiro. É aconselhável consumir uma variedade de alimentos integrais ao longo do dia para atender adequadamente às necessidades de nutrientes do seu corpo.

Café da manhã
- Você pode comer pão integral com queijo verdadeiro, ficar longe de cereais in natura, aveia instantânea e doces comerciais.
- Você também pode comer queijo cottage e frutas, iogurte natural com leite natural e ovos.
- Uma tigela de frutas cortadas e / ou grãos integrais cozidos (arroz integral, quinoa, etc.) com leite de amêndoa ou de soja.

Almoço
- Você pode grelhar, assar ou assar a sua escolha de alimentos para o dia, seja carne de porco, frango, carne ou frutos do mar, legumes também podem ser incluídos no seu prato principal.
- Tigela de burrito com abacate
- Salada verde com uma variedade de legumes e feijão,
- Caril ou frito com arroz integral
- Uma tigela de sopa de legumes saudável.
- Sanduíches no pão integral

Jantar
- Batatas assadas ou abóbora coberta com legumes crus e / ou cozidos, ou um pimentão forte.
- macarrão integral com molho de tomate fresco e legumes
- Abóbora assada, berinjela ou cogumelo Portabello sobre salada
- Sopa caseira ou chili

Petiscos

Snacks são permitidos em dieta alimentar inteira. Abaixo estão vários lanches que podem ser consumidos
- Laticínios: queijo, iogurte, ovos cozidos
- Frutas como maçãs, pêras, melão, toranja, laranja, frutas secas
- Legumes, como chips de couve, cenoura, abacate, aipo, pimentão, abobrinha
- Nozes, como pistácios, amêndoas, castanhas de caju, mistura de trilha, manteigas de nozes

- Snack bars feitos de ingredientes alimentícios integrais (por exemplo, KIND)
- Feijão, feijão preto, edamame, lentilhas e homus
- Evite batatas fritas, barras energéticas e bebidas açucaradas como refrigerantes.

Alimentos integrais podem ser obtidos nos mercados de agricultores locais e nas quintas. As mercearias também vendem alimentos integrais, embora não sejam tão frescos quanto o que você encontra nos mercados de agricultores. Uma pesquisa on-line para "mercados de agricultores", "estandes de produção" e "CSAs" (agricultura apoiada pela comunidade) perto de você ajudará você a localizar os produtos locais mais frescos.

Benefícios da Dieta Whole Food

- Foco dessa dieta é alimento integral. Não requer dinheiro extra que será gasto em alimentos dietéticos especiais. Tudo que você precisa para este programa está prontamente disponível em sua mercearia local ou no mercado dos fazendeiros.
- Tomando bastante sono, água, legumes e frutas sua pele ficará mais brilhante e jovem e seu cabelo também estará brilhando.
- Ao eliminar os alimentos embalados e processados de suas dietas, ajude-o a evitar doenças causadas por aditivos alimentares e produtos químicos, além de mantê-lo em forma. Lixo e fast foods não tem sido de forma alguma benéficos para a saúde do nosso corpo.
- Alimentos integrais, vegetais e frutas são ricos em nutrientes como cálcio, fibras, magnésio, vitaminas do complexo B, proteínas, vitamina D, ácidos graxos essenciais e potássio que o corpo precisa para manter-se em boa forma.
- Eles estão cheios de gorduras boas, isso elimina o consumo de gorduras trans e gorduras saturadas de sua dieta que não são benéficas para a sua saúde.
- A maioria dos alimentos integrais, como grãos integrais, frutas, verduras, nozes, sementes, legumes e feijões, é rica em fibras, o que ajuda na digestão e na regularidade. Fibra reduz o risco de diabetes, ajuda a reduzir o colesterol, protege contra doenças cardíacas e manter o trato intestinal saudável e funcionando corretamente.
- Alimentos integrais fornecem mais energia ao corpo. Eles energizam e evitam que

os corpos quebrem alimentos como produtos animais relacionados ao câncer, diabetes e problemas cardíacos.

Desafios

- Requer muito esforço para realizar e altamente restritivo. Um monte de ajuste em termos de preparação de refeições, compras de supermercado (sempre verificando os rótulos para conteúdos restritos) será necessário.
- Alimentos preparados por si podem exigir tempo e requerem muita energia. Mas os alimentos preparados são livres de produtos químicos e aditivos que impedem muitos problemas de saúde.
- Às vezes, é muito caro consumir alimentos integrais. Este é um dos efeitos colaterais, mas você também tem que saber que comer alimentos processados pode, ao mesmo tempo, causar doenças e doenças ao seu corpo.
- Fazer a transição da sua antiga dieta para essa dieta pode causar problemas digestivos. Isso não deve causar preocupação, pois o corpo precisa de tempo para se adaptar a essa nova dieta.

Se você tiver problemas digestivos, as dicas a seguir ajudarão você a superar o problema,
- Tome mordidas menores e certifique-se de mastigar bem os alimentos
- Coma muitos frutos e vegetais
- Não fique muito cheio
- Coma refeições equilibradas
- Aumentar a ingestão de vegetais e fibras gradualmente
- Coma alimentos com probióticos
- Mergulhe o feijão antes de comer
- Elimine trigo e leite de sua comida
- Evite açúcares falsos
- Reduzir a ingestão de frutas frescas e secas

As dicas a seguir irão ajudá-lo a ter sucesso ao passar por este programa de dieta.

- Faça uso de farinha de trigo integral em vez de farinha branca
- Sempre verifique suas etiquetas antes de comprar produtos alimentícios para ingredientes, aditivos químicos ou ingredientes que você não pode pronunciar

- É aconselhável sempre cozinhar a comida para evitar comer acidentalmente nos restaurantes. Comer em restaurantes não irá ajudá-lo, pois você não saberá se esses ingredientes são compatíveis com alimentos integrais.
- Evite alimentos que não sejam da sua dieta de amigos durante todo o seu programa de dieta alimentar.
- Pense em alimentos integrais naturais. Cozinhe usando frutas, pimentões, cebolas, ervas frescas e outros alimentos com notas de sabor inerentemente fortes para temperar sua comida.
- Aprenda a fazer as sobras. Preparar essas receitas pode ser trabalhoso e estressante. É aconselhável fazer extra para ter sobras.
- Compre alimentos que estão na temporada. Isso ajudará você a economizar dinheiro.
- Use o fogão lento para economizar mais tempo. Isso ajuda, porque tudo que você precisa é apenas para despejar os itens alimentares enquanto espera por ele para cozinhar por conta própria. Isso economiza tempo na culinária.

Desafio Whole Food de 30 dias

Isso significa que por 30 dias seu foco é em alimentos integrais e reduzir os alimentos processados. Ao longo destes 30 dias, irá ajudá-lo a poupar dinheiro, a comer de forma mais saudável, a sentir-se melhor e a perder peso.

Como já discutimos acima, esse desafio significa abraçar alimentos integrais como vegetais, frutas e grãos integrais, além de proteínas e gorduras saudáveis. Isso também significa reduzir os grãos refinados, adicionar açúcar, aditivos, conservantes, gorduras insalubres e grandes quantidades de sal.

Se você está pronto para este desafio, por favor, leia sobre como eu explico em detalhes,

passo a passo sobre como preparar estas deliciosas refeições tanto para café da manhã,

almoço, lanches e lanchonete.

Capítulo Dois

Receitas De Café Da Manhã

Brinde de canela de maçã

Rendimentos: 4 porções

Porção: 1 tigela

Tempo de Preparação: 10 minutos

Tempo de cozimento: 8 horas

Tempo total: 8 horas e 10 minutos

INGREDIENTES

- meia xícara e meia
- 1 colher de chá. canela em pó
- 8 fatias de pão integral, cortadas em metades
- 5 ovos batidos
- ¾ xícara de leite
- ¼ colher de chá. Sal marinho fino
- Spray para cozinhar
- 3 maçãs, peladas, cortadas e cortadas
- 4 colheres de sopa. açúcar mascavo, dividido

1. Primeiro, pulverize o óleo de cozinha no seu pote de fogão lento.
2. Sequenciar a camada de pão.
3. Cubra esta camada com as fatias de maçã.
4. Pegue os ovos (primeiro despeje metade do ovo, em seguida, metade), leite, sal, canela e três colheres de sopa de açúcar mascavo e misture bem.
5. Deite esta mistura no topo das fatias de maçã.
6. Polvilhe o açúcar mascavo restante por cima.
7. Sele o pote corretamente.
8. Cozinhe em baixa temperatura por 6 a 8 horas.
9. Deixe esfriar antes de servir.

Breakfast Quinoa

Rendimentos: 5 porções
Porção: 1 xícara
Tempo de preparação: 5 minutos
Tempo de cozimento: 2 horas
Tempo total: 2 horas e 5 minutos

INGREDIENTES

- 4 datas, picadas
- 1 maçã descascada, cortada e cortada em cubos
- 1 colher de chá. extrato de baunilha
- 2 colheres de chá. canela
- ¼ colher de chá. sal
- 3 xícaras de leite de amêndoa

- ¼ colher de chá. noz-moscada
- 1 xícara de quinoa
- ¼ xícara pepitas

INSTRUÇÕES DE COZIMENTO

1. Coloque todos os ingredientes em um fogão lento.
2. Defina em alta temperatura.
3. Cozinhe por 2 horas.
4. Sirva enquanto está quente.

Rolinhos de canela

Rendimentos: 12 porções

Tamanho da dose: 1 rolo

Tempo de Preparação: 15 minutos

Tempo de cozimento: 30 minutos

Tempo total: 45 minutos

INGREDIENTES

- 4 colheres de sopa. manteiga, dividida
- 1 ovo batido
- ¼ oz. fermento seco ativo do pacote
- 1 ½ xícara de farinha de trigo integral
- 4 colheres de chá. canela em pó
- 2 colheres de sopa. suco de laranja, dividido
- ½ colher de chá. sal marinho
- ½ colher de chá. casca de laranja ralada

- 1 xícara de açúcar em pó, peneirado
- 1 ½ xícara de farinha de trigo
- ¾ xícara de leite desnatado, aquecido
- ¾ xícara de açúcar mascavo, dividido

INSTRUÇÕES DE COZIMENTO

1. Misture e misture corretamente o fermento, o leite e 2 colheres de sopa de açúcar mascavo em uma tigela.
2. Deixe por cerca de 10 minutos.
3. Adicione 2 colheres de sopa de manteiga e ovo na mistura de fermento. E misture muito bem.
4. Em outra tigela, misture a farinha, as raspas de laranja, o suco e o sal.
5. Dobre isto na mistura principal.
6. Amasse (trabalhe com as mãos) durante cerca de 5 minutos.
7. Cubra a forma do muffin com um pouco de manteiga.
8. Faça um retângulo da massa.
9. Em uma tigela pequena, misture a canela e o açúcar mascavo restante.
10. Em seguida, coloque-o na geladeira durante a noite.
11. Asse no forno a 350 * F por 18-20 minutos.
12. Decore (pó) com açúcar em pó antes de servir.

Burrito do café da manhã

Prep Time: 5 minutos

Tempo de cozimento: 5 minutos

Tempo Total: 10 minutos

Tamanho da dose: 1

INGREDIENTES

- ¼ xícara de legumes picados (espinafre, azeitonas pretas, pimentão, tomate, etc)
- Presunto Fatiado (Deve ser grande o suficiente para dobrar e de espessura média para não quebrar quando embrulhado. Mais de uma fatia será necessária)
- 2 ovos (ou claras de ovos)
- Salsa, guacamole, coentro podem ser usados, mas são opcionais.

INSTRUÇÕES DE COZIMENTO

1. Refogue os legumes em um pouco de óleo em fogo médio.
2. Em seguida, bata os ovos em uma tigela pequena e despeje sobre o veggie misturado.
3. Com o auxílio de uma espátula, mexa a mistura até ficar bem cozida. Uma vez feito, transfira os ovos para fora da panela.
4. Em seguida, enrole o presunto em volta dos ovos e volte para a frigideira.
5. Grelhe por alguns segundos de cada lado até que o presunto esteja ligeiramente marrom.
6. Agora você pode servir com salsa, guacamole e um raminho de coentro fresco por cima.

Panqueca e Salsicha

Rendimentos: 16 porções

Tamanho da dose: 1 fatia

Tempo de Preparação: 15 minutos

Tempo de cozimento: 40 minutos

Tempo Total: 55 minutos

- 2 xícaras de leite desnatado
- ¾ xícara de nozes, picadas
- 3 xícaras de panqueca
- 2 maçãs, peladas, cortadas e cortadas
- ¼ xícara de xarope de bordo
- 1 lb café da manhã pré-cozido salsicha links picado Spray de cozinha
- 3 ovos
- 1 colher de chá. gengibre moído

INSTRUÇÕES DE COZIMENTO

1. Pré-aqueça seu forno até 350 * F.
2. Brasão panela frigideira com óleo de cozinha.
3. Em uma tigela, misture os ovos, gengibre e leite.
4. Pegue outra tigela, combine as nozes e a panqueca e misture bem.
5. Adicione a primeira mistura à segunda mistura e adicione metade das maçãs e salsichas.
6. Deite a mistura numa assadeira.
7. Enfeite as restantes maçãs e salsichas e asse por cerca de 40 minutos.
8. Cubra com o xarope de bordo antes de servir.

Chia de Chocolate e Pudim de Frutas Frescas

Rendimentos: 4 porções

Porção: 1 xícara

Tempo de preparação: 5 minutos

Tempo de cozimento: 30 minutos

Tempo total: 35 minutos

INGREDIENTES

- ½ xícara de mirtilos frescos picados
- 2 xícaras de leite
- ½ xícara de sementes de chia
- 2 colheres de sopa. xarope de bordo
- ½ xícara de framboesas frescas picadas
- 2 colheres de sopa. cacau em pó
- ½ xícara de amoras frescas picadas

INSTRUÇÕES DE COZIMENTO

1. Primeiro, coloque todos os ingredientes em uma tigela e misture bem.
2. Em seguida, leve à geladeira por 1 a 2 horas.
3. Quando ficar bem frio, sirva-o.

Ovo Cozido De Abacate

Prep Time: 5mins

Tempo de cozimento: 15mins

Tempo Total: 20mins

- 1/2 limão, espremido
- 1 abacate
- Sal e pimenta do mar
- 2 ovos

INSTRUÇÕES DE COZIMENTO

1. Pré-aqueça seu forno a 425 ° F.
2. Retire o interior do abacate deixando a borda de meia polegada.
3. Quebre o ovo no abacate e coloque em uma assadeira. Em seguida, polvilhe suco de limão, sal e pimenta sobre as duas metades de abacate.
4. Em seguida, asse por 15 minutos ou até as gemas ficarem prontas.
5. Você pode colocar um pouco de papel em sua assadeira para uma limpeza muito mais fácil!

Tortilha, pequeno almoço, strata

Rendimentos: 12 porções
Porção: 1 tigela
Tempo de Preparação: 20 minutos
Tempo de cozimento: 50 minutos
Tempo total: 1 hora e 10 minutos

INGREDIENTES

- 4 oz. pimentão verde enlatado, em cubos
- 1 Colher de Sopa. azeite
- 8 ovos

- 6 tortillas de trigo integral
- 2 xícaras de queijo Monterey Jack, ralado
- verduras folhosas, grosseiramente cortadas
- 2 xícaras de leite com baixo teor de gordura
- 14 oz. pacote de salsicha picada
- tsp. Sal marinho fino

INSTRUÇÕES DE COZIMENTO

1. Primeiro coloque o azeite em uma frigideira em fogo médio.
2. Brown a salsicha em azeite por cerca de 10 minutos.
3. Em seguida, retire-o da panela e escorra.
4. Coloque as folhas verdes na panela e misture até ficar macia e murcha por cerca de 6 minutos.
5. Em uma tigela, misture bem o leite, os ovos e o sal.
6. Cubra a caçarola com um pouco de óleo.
7. Coloque metade das tortilhas dentro dela.
8. Despeje no topo com metade do queijo, metade das verduras e metade do chili.
9. Despeje metade da mistura de ovos nela.
10. Repetir a camada usando o mesmo procedimento.
11. Resfrie (deixe esfriar) na geladeira por 2 horas.
12. Asse no forno a 350 * F por 50 minutos.

Caramelo Aveia

Rendimentos: 6 porções

Porção: 1 tigela

Tempo de preparação: 5 minutos

Tempo de cozimento: 2 horas

Tempo total: 2 horas e 5 minutos

INGREDIENTES

- ¼ colher de chá. noz-moscada
- 4 maçãs cortadas em fatias finas
- 7 xícaras de leite de amêndoa
- 1 ½ colher de chá. canela
- ¼ colher de chá. gengibre
- 10 datas, embebidas em água por meia hora
- ¼ xícara de xarope de bordo
- 2 xícaras de aveia cortada em aço

INSTRUÇÕES DE COZIMENTO

1. Primeiro coloque as maçãs, canela, aveia, leite de amêndoa, noz-moscada e gengibre em um fogão lento.
2. Defina em alta e cozinhe por 3 horas.
3. Enquanto espera, coloque as tâmaras e o xarope de bordo no liquidificador e misture-o corretamente.
4. Bata até que a consistência fique suave.
5. Sirva a mistura de maple e data com a aveia cozida.

Maçã assada e canela

Rendimentos: 6 porções

Tamanho da dose: 1 fatia

Tempo de Preparação: 10 minutos

Tempo de cozimento: 25 minutos

Tempo total: 35 minutos

- 1 ½ colher de chá. canela
- ½ colher de chá. sal marinho
- 2 xícaras de quinoa, cozidas
- 2 ovos batidos
- ¼ colher de chá. noz-moscada
- ¼ colher de chá. gengibre
- 10 datas, sem caroço e embebido em água por meia hora
- 1 maçã ralada
- ½ xícara de molho de maçã sem açúcar
- 1 colher de chá. bicarbonato de sódio

INSTRUÇÕES DE COZIMENTO

1. Primeiro pré-aqueça seu forno até 350 * F.
2. Em seguida, coloque as datas em um filtro para drenar a água a partir dele.
3. Coloque a quinoa e as datas em um processador de alimentos e bata os pulsos até ficar bem misturado.
4. Adicione o restante dos ingredientes nele.
5. Coloque mais alguns pulsos nele.
6. Em seguida, despeje toda essa mistura em uma assadeira.
7. Asse a mistura por 25 minutos.
8. Deixe esfriar e faça fatias antes de servir.

Amêndoa e Mirtilo Scone

Rendimentos: 8 porções

Tamanho da dose: 1 fatia

Tempo de Preparação: 10 minutos

Tempo de cozimento: 30 minutos

Tempo total: 40 minutos

INGREDIENTES

- 1 ¼ de xícara de castanha de caju in natura
- 1 colher de chá. extrato de baunilha
- 1 xícara de mirtilos frescos
- 1 colher de chá. fermento em pó
- ¼ xícara de xarope de bordo
- 1 colher de chá. extrato de amêndoa
- ¼ xícara de óleo de coco
- 2 ovos batidos
- ½ colher de chá. sal marinho
- ¼ xícara de pó de araruta

INSTRUÇÕES DE COZIMENTO

1. Primeiro pré-aqueça seu forno a 350 * F.
2. Esmague os cajus em um processador de alimentos até que fique em pó.
3. Deite o pó de caju numa tigela.
4. Adicione o restante dos ingredientes secos nele.
5. Em outra tigela, misture os ingredientes úmidos.
6. Em seguida, misture essa mistura na primeira tigela.

7. Despeje a mistura em uma assadeira e leve ao forno por 30 minutos.

8. Deixe esfriar antes de fatiar e servir.

Waffles De Batata Doce

Rendimentos: 6 porções

Tamanho da dose: 1 a 2 waffles

Tempo de Preparação: 10 minutos

Tempo de cozimento: 10 minutos

Tempo Total: 20 minutos

INGREDIENTES

- ½ xícara de presunto, em cubos
- 2 colheres de chá. fermento em pó
- 1 xícara de purê de batata-doce
- 1 ½ xícara de farinha de trigo integral
- ½ colher de chá. sal marinho
- ¼ xícara de amido de milho
- 1 xícara de leitelho
- Spray para cozinhar
- 2 colheres de sopa. açúcar mascavo
- ¼ colher de chá. noz-moscada ralada
- 2 ovos
- 4 colheres de sopa. manteiga derretida

1. Primeiro pré-aqueça seu ferro de waffle.

2. Em seguida, misture o amido de milho, fermento em pó, farinha, açúcar mascavo, noz-moscada e sal em uma tigela.

3. Em uma tigela distinta, leve ovos, manteiga, purê de batata-doce e soro de leite coalhado e misture bem.

4. Despeje esta coleção de ovos, manteiga, purê de batata-doce e leite de manteiga na primeira mistura.

5. Adicione as fatias de presunto e cubra o waffle com óleo de cozinha.

6. Em seguida, despeje bastante massa (mistura de todos os ingredientes) nele.

Omelete de espinafre

Rendimentos: 8 porções

Tamanho da dose: 1 omelete

Tempo de preparação: 5 minutos

Tempo de cozimento: 15 minutos

Tempo Total: 20 minutos

INGREDIENTES

- 2 colheres de chá. fermento em pó
- ½ xícara de levedura nutricional
- ½ colher de chá. sal marinho
- 4 xícaras de espinafre picado
- 2 xícaras de farinha de grão de bico
- ⅓ xícara de água
- 3 colheres de sopa. farinha de linho
- 2 colheres de chá. açafrão

- 1 colher de chá. pó de alho

INSTRUÇÕES DE COZIMENTO

1. Primeiro, coloque todos os ingredientes secos, exceto espinafre em uma tigela.
2. Misture para misturar bem.
3. Coloque ⅓ da mistura em uma panela e cozinhe em fogo médio.
4. Adicione água a ele.
5. Em seguida, misture muito bem.
6. Adicione um pouco do espinafre na massa (mistura).
7. Cozinhe por 5 a 7 minutos de cada lado.
8. Sirva com o restante do espinafre.

Torrada de Abacate do Sudoeste

Rendimentos: 4 porções

Tamanho da dose: 1 peça

Tempo de Preparação: 10 minutos

Tempo de cozimento: 3 minutos

Tempo total: 13 minutos

INGREDIENTES

- 3 tomates em cubos
- 1 Colher de Sopa. coentro picado
- ½ xícara de cebola picada
- 2 colheres de sopa. suco de limão espremido na hora
- 2 abacates, purê
- Pitada de sal marinho
- 1 dente de alho picado

INSTRUÇÕES DE COZIMENTO

1. Primeiro, misture todos os ingredientes em uma tigela, exceto pão e abacate. E misture bem.
2. Torrar o pão até ficar dourado.
3. Espalhe uma camada de purê de abacate e a mistura de outros ingredientes em cada fatia.
4. Coloque as fatias em um prato corretamente e sirva.

Crunch De Canela Torrada

Rendimentos: 1 porção

Porção: 1 xícara

Tempo de Preparação: 1 hora e 15 minutos

Tempo de cozimento: 30 minutos

Tempo total: 1 hora e 45 minutos

INGREDIENTES

- ¼ xícara de molho de maçã
- 1 colher de chá. extrato de baunilha
- 2 ovos batidos
- ¼ xícara de leite de amêndoa
- ¼ xícara de açúcar mascavo
- ¼ colher de chá. fermento em pó
- 1 xícara de farinha de sorgo
- 1 xícara de farinha de aveia
- 1 colher de chá. canela
- ¼ xícara de óleo de coco

1. Primeiro pré-aqueça seu forno até 350 * F.
2. Coloque as 2 farinhas, o açúcar mascavo, o fermento e a canela numa tigela e misture bem.
3. Em seguida, pegue outra tigela e misture o restante dos ingredientes.
4. Depois, misture as duas misturas e misture-as adequadamente.
5. Enrole a massa no envoltório de aderência e leve à geladeira por 1 hora.
6. Enrole a massa o mais fino possível e pressione firmemente em uma assadeira.
7. Asse no forno por 30 minutos, virando na metade.
8. Use um cortador de pizza para fazer fatias e depois sirva.

Smoothie de coco de abóbora

Prep Time: 5mins
Tempo Total: 5mins
Porções: 2 porções

INGREDIENTES

- 1 xícara de leite de coco
- 2 colheres de chá de torta de abóbora (pode ser substituído por canela e gengibre)
- 1 xícara de gelo
- 1 banana congelada fatiada
- 1/4 xícara de purê de abóbora orgânica
- Uma colher de pó de colágeno pode ser adicionada para mais proteína

1. Primeiro de tudo, adicione o leite de coco, abóbora, abóbora, banana e gelo para Blendtec ou Vitamix.
2. Misture no ciclo do smoothie ou em alta velocidade até que fique suave.

Rabanada Assada

Rendimentos: 8 porções

Tamanho da dose: 1 peça

Tempo de Preparação: 15 minutos

Tempo de cozimento: 25 minutos

Tempo total: 40 minutos

INGREDIENTES

- ½ colher de chá. casca de laranja ralada
- ¼ xícara de suco de laranja espremido na hora
- 8 fatias de pão integral, cortado em palitos
- ¾ xícara de leite
- ¾ xarope de bordo
- 4 ovos
- ¼ colher de chá. noz-moscada ralada
- 1 colher de chá. extrato de baunilha
- ¼ colher de chá. sal marinho
- Spray para cozinhar

INSTRUÇÕES DE COZIMENTO

1. Primeiro pré-aqueça seu forno até 375 * F
2. Pulverize a assadeira com óleo de cozinha.
3. Coloque as raspas de laranja, suco de laranja e xarope de bordo em uma panela de fogão.
4. Deixe ferver e depois (fique) por 10 minutos.
5. Em uma tigela, misture o leite, ovos, noz-moscada, baunilha e sal marinho corretamente.
6. Em seguida, coloque cada fatia de pão na mistura.
7. Arrume essas fatias na assadeira e asse por 15 minutos.
8. Regue com o xarope de bordo-laranja antes de servir.

Maçãs e peras com Quinoa

Rendimentos: 1 porção

Porção: 1 xícara

Tempo de Preparação: 30 minutos

Tempo de cozimento: 4 horas

Tempo total: 4 horas e 30 minutos

INGREDIENTES

- 2 colheres de chá. canela
- ¼ colher de chá. gengibre
- 5 pêras, cortadas e cortadas
- ½ xícara de água
- 1 xícara de quinoa, cozida
- 1 colher de chá. extrato de baunilha
- 5 maçãs, cortadas e cortadas
- ¼ colher de chá. noz-moscada
- ¼ colher de chá. cravinho

INSTRUÇÕES DE COZIMENTO

1. Primeiro, coloque todos os ingredientes, exceto a quinoa em fogo lento.
2. Ligue a alta temperatura.
3. Cozinhe por cerca de 4 horas.
4. Deixe a mistura esfriar depois disso.
5. Coloque a mistura e a quinoa e os legumes no liquidificador e misture até que a consistência fique suave.
6. Refrigere-o na geladeira antes de servir.

Capítulo Três

Receitas De Frutos Do Mar

Marisco Com Batatas E Couve

Rendimentos: 4 porções

Porção: 1 tigela

Tempo de Preparação: 10 minutos

Tempo de cozimento: 25 minutos

Tempo total: 35 minutos

INGREDIENTES

- filetes de alabote de 1 ½ lb, cortados em grandes pedaços
- 12 vieiras
- 1 xícara de couve picada
- 4 batatas, corte de quarto
- 6 xícaras de caldo de frango com teor reduzido de sódio
- ¼ colher de chá. Sal marinho fino
- 2 colheres de sopa. azeite, dividido
- 1 alho-poró, porção branca cortada em fatias finas
- ¼ colher de chá. pimenta preta moída na hora

1. Despeje metade do azeite em uma panela em fogo médio.

2. Em seguida, adicione a cebola verde e cozinhe por 8 minutos.

3. Adicione a couve, as batatas e faça uma sopa fina.

4. Cozinhe por 10 minutos.

5. Adicione o peixe e deixe cozinhar por 12 minutos.

6. Polvilhe as vieiras com sal e pimenta.

7. Coloque o restante do óleo na frigideira.

8. Cozinhe as vieiras na panela por cerca de 2 a 3 minutos de cada lado.

9. Encha em tigelas e sirva quente.

Salmão Assado Com Molho De Manga

Rendimentos: 4 porções

Porção: 1 filé de salmão e 1 colher de sopa. salsa

Tempo de preparação: 5 minutos

Tempo de cozimento: 6 minutos

Tempo Total: 11 minutos

INGREDIENTES

- 1 ½ colher de sopa. limonada

- 1 ½ colher de chá. óleo vegetal

- 1 cebola desbastada

- ¼ colher de chá. Pimenta preta

- 1 colher de chá. sal fino do mar, dividido

- 1 pimenta jalapeño, sem sementes e picada

- ½ xícara de coentro

- 4 filetes de salmão
- 2 mangas descascadas e cortadas em cubos

INSTRUÇÕES DE COZIMENTO

1. Pré-aqueça seu forno até 425 * F.
2. Em seguida, em uma tigela, misture o óleo vegetal com a pimenta e metade do sal.
3. Cubra todos os lados do peixe com a mistura de óleo vegetal.
4. Coloque o filé de peixe em uma assadeira.
5. Asse por 5-6 minutos.
6. Em uma tigela, misture o jalapeño, manga, suco de limão, cebola e sal restante.
7. Sirva o salmão com a mistura de manga e salsa e coentro.

Bacalhau Crocante Assado

Rendimentos: 4 porções

Porção: 1 filé de bacalhau

Tempo de Preparação: 10 minutos

Tempo de cozimento: 12 minutos

Tempo total: 22 minutos

INGREDIENTES

- 4 filetes de bacalhau (sem pele)
- 2 colheres de sopa. suco de limão, dividido
- ¼ xícara de farinha de trigo integral
- 3 colheres de sopa. salsa picada
- tsp. Sal marinho fino
- 2 colheres de sopa. Cebolinha picada

- ¼ colher de chá. pimenta preta moída na hora
- Spray para cozinhar
- 3 colheres de sopa. manteiga, derretida e dividida

INSTRUÇÕES DE COZIMENTO

1. Primeiro pré-aqueça seu forno até 425 * F.
2. Cubra a assadeira com óleo de cozinha.
3. Tempere o bacalhau com sal e pimenta.
4. Polvilhe metade da manteiga derretida sobre o bacalhau.
5. Goteje com metade da seiva de limão.
6. Em uma tigela, misture a salsa, a farinha de rosca e a cebolinha.
7. Tempere o bacalhau com esta mistura.
8. Polvilhe com a seiva de limão restante e manteiga e asse no forno por cerca de 10 - 12 minutos.

Atum assado com espinafre e salsa de morango

Rendimentos: 4 porções

Tamanho da dose: 1 prato pequeno

Tempo de Preparação: 10 minutos

Tempo de cozimento: 22 minutos

Tempo total: 32 minutos

INGREDIENTES

- 2 colheres de sopa. suco de limão espremido na hora, dividido
- 4 filetes de atum (desossados e sem pele)
- 1 libra de morangos, em cubos

- 2 kiwis em cubos
- 2 colheres de sopa. folhas de hortelã fresca picadas
- 1 libra de folhas de espinafre
- 1 pimenta jalapeño, picada
- 1 colher de chá. raspas de limão
- 1 pepino picado

INSTRUÇÕES DE COZIMENTO

1. Primeiro pré-aqueça seu forno até 350 * F.
2. Em seguida, coloque os filés de atum em uma assadeira com cuidado.
3. Espalhe a casca de limão sobre os filés.
4. Asse por 15 minutos.
5. Em uma tigela, misture o pepino, morangos, jalapeño, kiwi, hortelã e metade da seiva de limão.
6. Tome óleo em uma frigideira no meio do calor.
7. Adicione o espinafre e cozinhe por 5 a 7 minutos.
8. Em seguida, adicione o suco de limão restante para ele.
9. Coloque o espinafre em quatro pratos.
10. Adicione em cima, os filés de atum e a salsa antes de servir.

Amêijoas com tomate seco

Rendimentos: 4 porções

Porção: 1 tigela

Tempo de Preparação: 10 minutos

Tempo de cozimento: 26 minutos

Tempo total: 36 minutos

INGREDIENTES

- ½ xícara de tomates secos ao sol, fatiada
- 24 amêijoas, esfregadas, lavadas e escorridas
- 2 colheres de sopa. salsa picada
- 1 cebola em fatias finas
- 5 dentes de alho em fatias finas
- tsp. Sal marinho fino
- 2 colheres de chá. azeite extra-virgem
- tsp. flocos de pimenta vermelha, esmagados
- ½ xícara de vinho branco seco

INSTRUÇÕES DE COZIMENTO

1. Despeje o óleo em uma frigideira grande em fogo médio.
2. Frite a cebola até ficar ligeiramente dourada durante cerca de 10 minutos.
3. Acrescente o alho, o sal e o chili e cozinhe por 1 minuto.
4. Adicione os tomates e o vinho.
5. Deixe ferver e cozinhe por 3 a 5 minutos.
6. Adicione os moluscos. Cubra e deixe cozinhar por 10 minutos.
7. Em seguida, remova as amêijoas que não abriram.
8. Panela (colher) em tigelas de sopa.
9. Decore com salsa antes de servir.

Peixe-gato Em Caril De Coco

Rendimentos: 4 porções

Porção: 1 xícara

Tempo de Preparação: 10 minutos

Tempo de cozimento: 21 minutos

Tempo total: 31 minutos

INGREDIENTES

- filé de peixe branco de 1 ¼ lb, cortado em cubos
- 5 xícaras de folhas de espinafre
- ¼ xícara de folhas frescas de coentro
- 2 colheres de sopa. limonada
- 1 ½ colher de sopa. pasta de caril vermelho
- 1 colher de chá. açúcar
- 1 Colher de Sopa. óleo de côco
- 1 cebola branca, cortada em fatias finas
- 1 xícara de leite de coco
- ¼ colher de chá. Sal marinho fino
- 1 Colher de Sopa. molho de peixe

INSTRUÇÕES DE COZIMENTO

1. Primeiro adicione o óleo a uma frigideira funda em fogo médio.
2. Em seguida, coloque a cebola no azeite e cozinhe por 6 minutos.
3. Misture o curry vermelho, o açúcar, o leite de coco e o sal.
4. Misture bem e deixe ferver.
5. Adicione o peixe, o molho de peixe e o espinafre.
6. E cozinhe por 15 minutos.

Decore com o coentro e cubra com a seiva de limão antes de servir.

Peixe Grelhado Com Azeite E Salsa

Rendimentos: 4 porções

Tamanho da dose: 1 filé de peixe e 1 colher de sopa de salsa

Tempo de Preparação: 10 minutos

Tempo de cozimento: 10 minutos

Tempo Total: 20 minutos

INGREDIENTES

- 1 Colher de Sopa. orégano fresco
- 1 Colher de Sopa. azeite extra-virgem
- filetes de tamboril ¾ lb, corte de borboleta
- 1 Colher de Sopa. suco de limão espremido na hora
- ½ xícara de salsa
- ¼ colher de chá. Sal marinho fino
- ¼ colher de chá. Pimenta preta da terra
- 1 xícara de azeitonas sem caroço

INSTRUÇÕES DE COZIMENTO

1. Esfregue o sal e a pimenta nos filés de peixe.
2. Refrigere na geladeira por 2 horas.
3. Primeiro, pré-aqueça sua grelha.
4. Em seguida, coloque o suco de limão, salsa, azeitonas e orégano em um processador de alimentos.
5. E pulse até ficar bem misturado, mas ainda um pouco robusto.
6. Use toalhas de papel para secar o peixe.
7. Escove com o óleo.
8. Grelhe o peixe por 8 a 10 minutos.

9. Sirva com salsa.

Espaguete com sardinhas e pinhões

Rendimentos: 4 porções

Porção: 1 tigela

Tempo de Preparação: 15 minutos

Tempo de cozimento: 15 minutos

Tempo Total: 30 minutos

INGREDIENTES

- ½ cebola, em cubos
- ¾ xícara de salsa picada
- 8 oz. espaguete de trigo integral, cozido de acordo com as instruções da embalagem
- 2 colheres de sopa. vinagre de vinho tinto
- ¼ xícara de pinhões torrados
- ¼ colher de chá. Sal marinho fino
- ¼ colher de chá. pimenta preta moída na hora
- 2 colheres de sopa. suco de laranja
- 3 colheres de sopa. groselhas secas
- 4 oz. sardinhas em azeite
- 1 Colher de Sopa. azeite extra-virgem

INSTRUÇÕES DE COZIMENTO

1. Em uma tigela, misture o suco de laranja e groselha e reserve.
2. Pegue o óleo da sardinha e despeje na frigideira.
3. Adicione o azeite extra-virgem.

4. Refogue a cebola por 5 minutos.

5. Em seguida, adicione as sardinhas e amasse com a cebola.

6. Polvilhe o sal e pimenta para temperar.

7. Jogue o espaguete sobre ele.

8. Adicione a groselha e suco de laranja, juntamente com o vinagre e pinhões.

9. Decore com os pinhões antes de servir.

Espinafre e Gratinado

Rendimentos: 4 porções

Tamanho da dose: 1 fatia

Tempo de Preparação: 30 minutos

Tempo de cozimento: 30 minutos

Tempo total: 60 minutos

INGREDIENTES

- 1 xícara meio e meio
- ½ colher de chá. noz-moscada ralada
- 2 dentes de alho picados
- ¼ xícara de cebolinha fresca picada e dividida
- ½ colher de chá. Sal marinho fino
- 16oz. espinafre
- 1 ½ colher de sopa. manteiga, dividida
- Filetes de pregado (desossados e sem pele)
- 1 ½ colher de sopa. migalhas de pão de trigo integral
- 1 cebola desbastada
- 1 Colher de Sopa. farinha de trigo

- ¼ colher de chá. pimenta branca moída

INSTRUÇÕES DE COZIMENTO

1. Primeiro pré-aqueça seu forno a 400 * F.
2. Unte a assadeira com um pouco de manteiga.
3. Derreta a manteiga restante em uma frigideira em fogo médio.
4. E cozinhe o peixe por 5 minutos.
5. Transfira o peixe para uma travessa e cubra com papel alumínio para manter o calor.
6. Na mesma frigideira, adicione o alho e a cebola e cozinhe por 4 minutos.
7. Em seguida, adicione a farinha e cozinhe por mais um minuto.
8. Adicione o sal, a pimenta, a metade e a metade e a noz-moscada. Cozinhe por 2 minutos.
9. Obter uma tigela grande, misture o espinafre, peixe cozido e cebolinha juntos
10. Adicione isso à mistura de alho e cebola. Misture bem.
11. Espalhe toda a mistura em uma assadeira.
12. Dê o casaco superior com a farinha de rosca.
13. Asse por 15 minutos.
14. Deixe esfriar um pouco e fatie antes de servir.

Vieiras Com Molho De Estragão

Rendimentos: 6 porções

Porção: 1 tigela

Tempo de Preparação: 10 minutos

Tempo de cozimento: 10 minutos

Tempo Total: 20 minutos

- ½ colher de chá. Pimenta preta da terra
- 1 Colher de Sopa. azeite extra-virgem
- 1 ½ lb de vieiras selvagens capturadas
- 2 colheres de sopa. vinagre de arroz
- 2 chalotas picadas
- 2 xícaras de cerejas frescas, sem caroço e cortadas no quarto
- 1 Colher de Sopa. estragão picado
- ½ colher de chá. Sal marinho fino

INSTRUÇÕES DE COZIMENTO

1. Primeiro, secar as vieiras usando papel toalha antes de temperar com sal e pimenta.
2. Em uma panela, despeje o óleo e espere até que fique muito quente antes de adicionar as vieiras.
3. Deixe queimar até dourar dos dois lados.
4. Transfira-os para uma travessa. Cubra com papel alumínio para se aquecer.
5. Reduza o fogo e coloque as cebolas na frigideira.
6. Cozinhe por cerca de 2 minutos.
7. Adicione as cerejas e o vinagre.
8. Cozinhe por mais 5 minutos.
9. Despeje a mistura de cereja sobre as vieiras e polvilhe com o estragão antes de servir.

Teriyaki De Salmão Com Arroz

Rendimentos: 4 porções

Porção: 1 tigela

Tempo de Preparação: 10 minutos

Tempo de cozimento: 30 minutos

Tempo total: 40 minutos

INGREDIENTES

- 14 oz. vegetais congelados misturados 4 colheres de sopa. molho teriyaki, dividido
- 4 filetes de salmão (sem espinha e sem pele)
- 4 xícaras de arroz integral cozido
- 1 colher de chá. azeite

INSTRUÇÕES DE COZIMENTO

1. Primeiro pré-aqueça seu forno até 350 * F.
2. Em seguida, coloque os filés de salmão em uma assadeira.
3. Chuveiro com 1 colher de sopa de molho teriyaki.
4. E asse por 20 minutos.
5. Enquanto espera, coloque o óleo em uma frigideira em fogo médio.
6. Adicione os legumes congelados nele.
7. Mexa muito bem até que os legumes estejam um pouco macios, mas ainda firmes.
8. Adicione o arroz integral e misture bem.
9. Em seguida, adicione o molho teriyaki restante.
10. Coloque o arroz em quatro tigelas.
11. Decore com o salmão e sirva.

Capítulo Quatro

Receitas De Salada

Salada de aipo e amêndoa

Rendimentos: 6 porções

Porção: 1 tigela

Tempo de Preparação: 15 minutos

Tempo de cozimento: 0 minutos

Tempo total: 15 minutos

INGREDIENTES

- 2 colheres de sopa. raspas de limão
- tsp. flocos de pimenta vermelha, esmagados
- 2 oz. datas, sem caroço
- ½ xícara de salsa picada
- ¼ xícara de hortelã fresca picada
- ½ xícara de água quente
- ½ xícara de aipo fatiado em fatias finas
- ¼ xícara de amêndoas inteiras, torradas e picadas
- 2 colheres de sopa. tahine
- ¼ xícara de suco de limão espremido na hora
- ¼ colher de chá. Sal marinho fino

1. Tome as datas em uma tigela.
2. E mergulhe em água quente por 10 minutos.
3. Em seguida, transfira as datas e o líquido para o liquidificador.
4. Adicione o tahine, o suco de limão, as raspas de limão, o sal e os flocos de pimenta.
5. Misture até ficar homogêneo.
6. Misture com a salsa, hortelã e aipo.
7. Decore com as amêndoas antes de servir.

Salada Mediterrânea

Rendimentos: 4 porções

Porção: 1 tigela

Tempo de Preparação: 30 minutos a 1 hora

Tempo de cozimento: 0 minutos

Tempo total: 15 minutos

INGREDIENTES

- 3 colheres de sopa. vinagre de vinho tinto
- 1 dente de alho picado
- 15oz feijão-de-bico enlatado sem sal, escorrido
- 1 colher de chá. tomilho fresco picado
- 1 xícara de tomate uva, cortado em metades
- 1 xícara de couve, hastes removidas e cortadas
- ½ xícara de cebola picada
- 1 xícara de floretes de brócolis
- 1 Colher de Sopa. salsa fresca picada

- 2 colheres de sopa. Azeitonas Kalamata picadas
- 1 pepino picado

INSTRUÇÕES DE COZIMENTO

1. Coloque todos os ingredientes em uma tigela grande.
2. Resfrie na geladeira por 30 minutos a 1 hora antes de servir.

Salada de couve, abacate e cenoura

Rendimentos: 4 porções
Porção: 1 tigela
Tempo de preparação: 5 minutos
Tempo de cozimento: 0 minutos
Tempo Total: 5 minutos

INGREDIENTES

- 2 colheres de sopa. sementes de gergelim, torradas
- ¼ xícara de cebola, fatiada em fatias finas
- ½ abacate, descascado, sem caroço e cortado em cubos
- 2 colheres de sopa. suco de limão espremido na hora
- ½ colher de chá. molho de soja com baixo teor de sódio
- 2 xícaras de cenoura ralada
- 4 xícaras de couve, hastes removidas e picadas finamente

INSTRUÇÕES DE COZIMENTO

1. Tome todos os ingredientes em uma tigela de salada grande.

2. Amasse o abacate e misture com o resto dos ingredientes na tigela.

3. Servir quando resfriado por algum tempo.

Salada Verde Com Molho De Miso De Limão

Rendimentos: 8 porções

Porção: 1 xícara

Tempo de preparação: 5 minutos

Tempo de cozimento: 0 minutos

Tempo Total: 5 minutos

INGREDIENTES

- 3 colheres de sopa. pasta de miso branco
- 8 rabanetes, aparados e cortados
- 8 xícaras de folhas de alface picadas
- 1 ½ xícara de cevada, cozida
- 3 colheres de sopa. suco de limão espremido na hora
- 15 oz. feijão-de-bico enlatado sem sal, enxaguado e escorrido
- 1 pepino em fatias finas
- 1 cebola, picada finamente
- 3 colheres de sopa. suco de maçã sem açúcar

INSTRUÇÕES DE COZIMENTO

1. Primeiro, pegue a alface, a cevada, o grão-de-bico, o pepino e o rabanete em uma saladeira grande.

2. Em uma tigela menor, misture a chalota, o suco de maçã, o suco de limão e a pasta de miso e misture bem.

3. Regue a salada com o molho antes de servir.

Salada de rabanete

Rendimentos: 6 porções

Porção: 1 tigela

Tempo de preparação: 5 minutos

Tempo de cozimento: 0 minutos

Tempo Total: 5 minutos

INGREDIENTES

- ¾ xícara de folhas de hortelã fresca, cortada
- ¼ colher de chá. Sal marinho fino
- 3 colheres de sopa. suco de limão espremido na hora
- 1 Colher de Sopa. vinagre
- 2 ½ libras de couve-rábano, descascadas e cortadas em fatias finas com bandolim
- 1 Colher de Sopa. mel
- 6 rabanetes, descascados e cortados em fatias finas com bandolim

INSTRUÇÕES DE COZIMENTO

1. Misture o mel, o vinagre e o suco de limão em uma tigela.
2. Em seguida, misture o restante dos ingredientes no molho.
3. E tempere com o sal antes de servir.

Salada de cuscuz

Rendimentos: 8 porções

Porção: 1 saladeira

Tempo de Preparação: 10 minutos

Tempo de cozimento: 0 minutos

Tempo Total: 10 minutos

INGREDIENTES

- 2 abobrinhas fatiadas
- 1 xícara de água quente
- 1 xícara de cuscuz de trigo integral
- ¼ xícara de salsa
- tsp. Sal marinho fino
- ¼ xícara de tahine
- 5 colheres de sopa. vinagre de vinho branco
- 1 xícara de tomate uva, cortado ao meio
- 15 oz. grão de bico enlatado, enxaguado e escorrido

INSTRUÇÕES DE COZIMENTO

1. Despeje a água em uma tigela.
2. Mergulhe o cuscuz nele por 5 minutos.
3. Fluff com um garfo.
4. Em seguida, em outra tigela, misture o sal, tahine e vinagre.
5. Em uma saladeira, misture a abobrinha, o grão de bico, o tomate e o cuscuz com o molho de tahine.
6. Decore com salsa antes de servir.

Salada de salmão

Rendimentos: 4 porções

Porção: 1 prato de salada

Tempo de Preparação: 15 minutos

Tempo de cozimento: 10 minutos

Tempo Total: 25 minutos

INGREDIENTES

- 6 xícaras de couve
- filé de salmão (lb (sem pele, sem osso)
- 2 colheres de sopa. pimentas jalapeño em conserva picadas
- 1 abacate, sem caroço, descascado e picado, dividido
- 2 colheres de sopa. suco de limão espremido na hora

INSTRUÇÕES DE COZIMENTO

1. Primeiro pré-aqueça seu forno até 400 * F.
2. Cubra sua assadeira com pergaminho.
3. Coloque os filetes de salmão na assadeira.
4. E asse por 10 minutos.
5. Fragmente a carne usando um garfo.
6. Mash o abacate com suco de limão.
7. Jogue a couve nessa mistura.
8. E coloque a mistura de couve e abacate em pratos de salada.
9. Cubra com os filetes de salmão e jalapeños.

Capítulo Cinco

Receitas De Sopa

Sopa Minestrone

Rendimentos: 8 porções

Porção: 1 tigela

Tempo de Preparação: 15 minutos

Tempo de cozimento: 1 hora e 10 minutos

Tempo total: 1 hora e 25 minutos

INGREDIENTES

- ¼ colher de chá. Sal marinho fino
- 2 colheres de sopa. azeite
- 1 xícara de grão de bico cozido, escorrido
- 15 oz. pode feijão branco, enxaguado e escorrido
- 1 xícara de repolho fatiado
- 2 talos de aipo, fatiado
- 1 cebola picada
- 4 dentes de alho picados e triturados
- 6 xícaras de caldo vegetal de sódio reduzido
- 1 Colher de Sopa. manjericão fresco picado
- ¼ colher de chá. pimenta preta moída na hora
- ¾ xícara de queijo parmesão ralado
- ¼ xícara de salsa fresca picada

- 28 oz. tomates enlatados, não drenados
- ¼ xícara de massa de tomate
- 1 folha de louro
- 1 xícara de macarrão fusilli seco
- 2 cenouras picadas

INSTRUÇÕES DE COZIMENTO

1. Coloque o azeite em uma panela de sopa em fogo médio.
2. Refogue a cebola e o alho por 6 minutos.
3. Em seguida, adicione o caldo, manjericão, salsa, cenoura, repolho, aipo, tomate, tomate e louro.
4. Então fique por 40 minutos.
5. Adicione o macarrão, grão de bico e feijão branco para ele.
6. Cozinhe por 20 minutos.
7. Tempere com sal e pimenta.
8. Decore no topo do queijo antes de servir.

Sopa de macarrão de almôndega

Rendimentos: 4 porções
Porção: 1 tigela
Tempo de Preparação: 10 minutos
Tempo de cozimento: 20 minutos
Tempo Total: 30 minutos

INGREDIENTES

- 1 xícara de repolho verde, desfiado
- 1 lb linguiça, tripas removidas
- 3 colheres de sopa. vinagre branco
- ¼ colher de chá. sal marinho
- ¼ xícara de farinha de trigo integral
- ½ xícara de cenoura desfiada
- 4 cebolas verdes fatiadas
- 1 Colher de Sopa. óleo vegetal .
- 8 xícaras de caldo de frango com teor reduzido de sódio
- 8 oz. macarrão capellini
- 1 colher de chá. óleo de gergelim

INSTRUÇÕES DE COZIMENTO

1. Primeiro, misture a salsicha e a farinha de rosca em uma tigela.
2. Mode almôndegas da mistura.
3. Deite o óleo numa panela em fogo médio.
4. Cozinhe as almôndegas por 8 a 10 minutos.
5. Em seguida, despeje o caldo e leve para ferver.
6. Adicione a massa de capellini.
7. Cozinhe até que a massa esteja firme, mas não mole.
8. Em uma tigela, misture o óleo de gergelim, vinagre e sal.
9. Adicione o restante dos ingredientes ao pote.
10. E cozinhe até que as cenouras estejam macias, mas ainda firmes.
11. Em seguida, sirva em taças.

Sopa de lentilha vermelha

Rendimentos: 6 porções

Porção: 1 tigela

Tempo de Preparação: 10 minutos

Tempo de cozimento: 25 minutos

Tempo total: 35 minutos

INGREDIENTES

- 1 colher de chá. cominho em pó
- 1 cenoura em cubos
- 2 colheres de sopa. pasta de tomate
- 1 cebola em cubos
- tsp. Sal marinho fino
- 1 colher de chá. hortelã picada
- 4 dentes de alho picados e triturados
- 7 xícaras de caldo de legumes reduzido em sódio
- 1 xícara de lentilhas vermelhas, lavadas e escorridas

INSTRUÇÕES DE COZIMENTO

1. Coloque a cebola, o alho, o caldo, as lentilhas, a cenoura, o cominho e a massa de tomate numa panela de sopa. Misture bem.
2. Deixe ferver e cozinhe por 25 minutos.
3. Alienar o conteúdo para um liquidificador de imersão.
4. Misture até ficar cremoso.
5. Tempere com o sal e decore com a hortelã antes de servir.

Sopa de Frango Mexicana

Rendimentos: 4 porções

Porção: 1 tigela

Tempo de Preparação: 15 minutos

Tempo de cozimento: 20 minutos

Tempo total: 35 minutos

INGREDIENTES

- 1 dente de alho amassado
- 1 xícara de água quente
- 2 ancho chilies secos, hastes removidas
- 1 qt Caldo de frango de sódio reduzido
- 2 cenouras picadas
- 8 tortilla chips, esmagados
- 4 colheres de chá. queijo feta, desintegrado
- ¼ xícara de abacate, em cubos
- peitos de frango ½ lb (sem ossos e sem pele), cortado em tiras
- ½ colher de chá. Sal marinho fino
- ¼ colher de chá. Pimenta preta da terra
- 14,5 oz. tomates em cubos enlatados sem sal, não drenados
- Fatias de limão
- 1 colher de chá. coentro fresco picado

INSTRUÇÕES DE COZIMENTO

1. Deite a água numa taça de vidro.
2. Mergulhe os pimentões nele por 10 minutos.

3. Em seguida, coloque as pimentas e a água no liquidificador.

4. Pulso para purê.

5. Em uma panela de sopa, adicione o caldo, alho, tomate e cenoura.

6. Adicione o purê de pimenta.

7. Cozinhe por 20 minutos.

8. Adicione o frango e deixe ferver até ficar completamente cozido.

9. Tempere a sopa com sal e pimenta.

10. Sirva com as fatias de limão, coentro, queijo feta, abacate e tortilla chips.

Abóbora Assada Com Sopa De Cardamomo

Rendimentos: 12 porções

Porção: 1 tigela

Tempo de Preparação: 20 minutos

Tempo de cozimento: 50 minutos

Tempo total: 1 hora e 10 minutos

INGREDIENTES

- ½ colher de chá. pimenta preta moída na hora
- 1 colher de chá. cardamomo em pó
- 3 colheres de sopa. azeite
- tsp. sal fino do mar, dividido
- 2 cebolas picadas
- ½ xícara de creme pesado, dividido
- 12 xícaras de cubos de abóbora
- ½ xícara de vinho branco seco

- 6 xícaras de caldo de legumes reduzido em sódio
- 1 Colher de Sopa. tomilho fresco picado

INSTRUÇÕES DE COZIMENTO

1. Pré-aqueça seu forno a 425 * F.
2. Coloque as cebolas, tomilho e abóbora em uma assadeira grande.
3. Misture o azeite e tempere com metade do sal e pimenta.
4. Assado por 20 minutos.
5. Em seguida, coloque os legumes assados em uma panela grande.
6. Adicione o cardamomo, vinho e caldo de legumes.
7. Fique por 10 minutos.
8. Purgue o conteúdo usando um liquidificador de imersão.
9. Tempere com o sal e pimenta restantes.
10. E reaquecer antes de servir.

Sopa cremosa de couve-flor e brócolis

Rendimentos: 4 porções

Porção: 1 tigela

Tempo de Preparação: 10 minutos

Tempo de cozimento: 40 minutos

Tempo Total: 50 minutos

INGREDIENTES

- 1 xícara de cubos de pão sourdough
- 2 xícaras de couve-flor, picadas
- 6 xícaras de caldo de legumes reduzido em sódio

- 1 batata cortada em cubos
- 1 Colher de Sopa. azeite
- 2 xícaras de brócolis, picadas
- tsp. Sal marinho fino
- ½ cebola picada

INSTRUÇÕES DE COZIMENTO

1. Coloque o óleo em uma panela de sopa em fogo médio.
2. Coloque a cebola e cozinhe até ficar macio e translúcido.
3. Adicione os cubos de batata e pão e cozinhe por 6 a 7 minutos.
4. Despeje o estoque.
5. Adicione a couve-flor e brócolis para ele.
6. Tempere com sal.
7. Cozinhe por 30 minutos.
8. Purgue o conteúdo em um liquidificador de imersão.
9. E reaquecer antes de servir.

Sopa de Tomate Bulgur

Rendimentos: 4 porções

Porção: 1 tigela

Tempo de Preparação: 10 minutos

Tempo de cozimento: 30 minutos

Tempo total: 40 minutos

INGREDIENTES

- ½ colher de chá. canela em pó

- 1 colher de chá. coentro em pó
- 4 xícaras de caldo de sódio reduzido, dividido
- 1 Colher de Sopa. suco de limão espremido na hora
- 14 oz. tomates picados em conserva sem sal
- 1 xícara de trigo de trigo, não cozida
- 2 colheres de sopa. folhas de salsa fresca picada
- 1 dente de alho, esmagado e picado
- 1 cebola picada

INSTRUÇÕES DE COZIMENTO

1. Coloque duas xícaras de caldo de legumes em uma panela de sopa.
2. Ferva por 10 minutos.
3. Adicione o alho e a cebola e deixe cozinhar por 5 minutos.
4. Adicione a canela e o coentro e cozinhe por 1 minuto.
5. Em seguida, adicione o bulgur e cozinhe por meio minuto.
6. Certifique-se de mexer com freqüência.
7. Despeje o caldo restante juntamente com os tomates e seus sucos.
8. Deixe ferver e deixe ferver por 10 minutos.
9. Misture o suco de limão.
10. Decore com a salsa antes de servir.

Sopa de beterraba

Rendimentos: 4 porções

Porção: 1 tigela

Tempo de Preparação: 15 minutos

Tempo de cozimento: 2 horas

Tempo total: 2 horas e 15 minutos

INGREDIENTES

- 1 cebola picada
- ½ colher de chá. Sal marinho fino
- 6 beterrabas, esfregadas, lavadas e divididas
- 1 Colher de Sopa. cebolinha fresca picada
- ½ colher de chá. açúcar
- 1 Colher de Sopa. vinagre de vinho tinto
- 1 Colher de Sopa. endro fresco picado
- 6 xícaras de caldo de legumes reduzido em sódio
- 2 colheres de chá. sementes de alcaravia

INSTRUÇÕES DE COZIMENTO

1. Pré-aqueça seu forno até 400 * F.
2. Cubra as três beterrabas com papel alumínio.
3. Em seguida, coloque em uma assadeira.
4. E asse por 1 hora.
5. Remova o papel alumínio e corte-o finamente.
6. Pique as beterrabas restantes.
7. Coloque em uma panela em fogo médio, juntamente com o estoque, sementes de cominho e cebola.
8. Deixe ferver e deixe ferver por 50 minutos.
9. Retire os sólidos.
10. Em seguida, coloque o líquido de volta na panela.
11. Adicione o sal, o açúcar e o vinagre às beterrabas assadas
12. Decore com cebolinha e endro antes de servir.

Capítulo Seis

Receitas De Carne De Porco

Carne De Porco Grelhada Com Chimicchuri

Rendimentos: 4 porções

Porção: 1 costeleta de porco

Tempo de Preparação: 15 minutos

Tempo de cozimento: 20 minutos

Tempo total: 35 minutos

INGREDIENTES

- 1 xícara de salsa
- 4 costeletas de porco
- ½ colher de chá. sal grosso
- ½ colher de chá. pimenta preta recém-rachada
- 1 Colher de Sopa. agua
- 1 colher de chá. azeite
- 3 colheres de sopa. azeite
- 2 colheres de sopa. cebola branca, picada
- 2 dentes de alho picados e triturados
- ½ xícara de coentro
- 2 colheres de sopa. vinagre de vinho tinto
- ½ colher de chá. pimenta vermelha, esmagada

- ½ colher de chá. Sal marinho fino

INSTRUÇÕES DE COZIMENTO

1. Pegue os primeiros nove ingredientes em um liquidificador ou processador de alimentos e misture bem.
2. Em seguida, retorne toda a mistura em uma tigela.
3. Primeiro, pré-aqueça a grelha.
4. Escove as costeletas com o restante do óleo.
5. Polvilhe o sal grosso e pimenta sobre as costeletas.
6. Assar até que esteja totalmente cozido de ambos os lados.
7. Prate com o molho chimichurri.

Lombo de Porco Caribenho

Rendimentos: 6 porções

Tamanho da dose: 1 fatia de carne de porco

Tempo de Preparação: 15 minutos

Tempo de cozimento: 20 minutos

Tempo total: 35 minutos

INGREDIENTES

- 2 colheres de chá. óleo vegetal
- tsp. noz-moscada ralada
- 2 bananas, descascadas e cortadas densamente
- 3 cebolas verdes, cortadas em fatias finas
- 1 xícara de suco de laranja espremido na hora

- 1 dente de alho picado
- lombo de porco de 1 quilo
- 3 colheres de sopa. limonada
- 8 anéis de abacaxi
- ¼ xícara de vinagre
- tamari ¼ xícara
- tsp. canela em pó
- 2 colheres de chá. pimenta da Jamaica moída
- 1 pimentão Serrano, sem sementes e picado

INSTRUÇÕES DE COZIMENTO

1. Adicione o vinagre, cebola verde, suco de laranja, suco de limão, tamari, noz-moscada, canela em pó, pimenta da Jamaica, pimenta Serrano e alho todos juntos em um prato. Misture bem.
2. Dê casaco para a carne de porco com esta mistura.
3. E leve à geladeira por 4 horas.
4. Unte a sua grelha e preaqueça-a a uma temperatura média.
5. Em seguida, grelhe a carne de porco por cerca de 15 minutos, girando-a para cozinhar uniformemente por todos os lados.
6. Polvilhe o óleo nas bananas.
7. Grelhe também as bananas e o abacaxi.
8. Sirva a carne de porco grelhada e enfeite com os frutos.

Porco Frito

Rendimentos: 4 porções

Porção: 1 xícara

Tempo de Preparação: 15 minutos

Tempo de cozimento: 15 minutos

Tempo Total: 30 minutos

INGREDIENTES

- 1 lb porco costeletas, cortadas em tiras
- 1 colher de chá. molho de peixe
- 2 limas, corte de quarto
- ¼ colher de chá. sal marinho
- ¼ colher de chá. Pimenta preta
- 1 cacho de cebolinha fatiado
- ¼ lb cogumelos
- 1 Colher de Sopa. óleo vegetal
- raiz de gengibre de 1 polegada, descascada e picada
- 1 dente de alho picado
- 1 xícara de ervilhas, cordas removidas
- 1 xícara de folhas de coentro
- 1 pimentão vermelho fatiado
- 1 pimentão amarelo, fatiado
- 8 oz. castanhas de água enlatada, enxaguadas e cortadas ao meio
- 1 xícara de repolho picado
- 1 Colher de Sopa. vinagre de arroz
- 1 Colher de Sopa. molho de shoyu
- ½ colher de chá. molho de pimenta

INSTRUÇÕES DE COZIMENTO

1. Primeiro, esfregue as tiras de carne de porco com sal e pimenta.
2. Pegue uma frigideira grande em fogo alto.
3. Adicione o óleo e cozinhe as tiras de porco por 4 minutos.

4. Devolva-os em uma tigela. Mantenha quente.

5. Acrescente o gengibre, alho e cebolinha na frigideira e cozinhe por 1 minuto.

6. Em seguida, coloque os cogumelos e cozinhe por 3 minutos.

7. Adicione os pimentões e deixe cozinhar por 5 minutos.

8. Jogue-o nas castanhas de água e repolho e cozinhe até murchar (desaparecer).

9. Retorne as tiras de carne de porco para a frigideira.

10. Adicione o restante dos ingredientes, exceto os dois últimos.

11. No final guarneça com o coentro e lima antes do prato.

Fettuccine Com Toupeira De Carne De Porco

Rendimentos: 4 porções

Porção: 1 tigela

Tempo de Preparação: 15 minutos

Tempo de cozimento: 30 minutos

Tempo total: 45 minutos

INGREDIENTES

- ½ colher de chá. cravo moído
- ½ colher de chá. noz-moscada ralada
- colheres de sopa. azeite, dividido
- 1 colher de chá. orégano seco
- 1 colher de chá. cominho em pó
- 1 lb porco, cortado em cubos
- 10 oz. Fettuccine, cozido de acordo com as instruções da embalagem
- 1 cebola picada
- 28 oz. tomates em cubos enlatados, não drenados
- 1 colher de chá. molho de alho

- ⅔ xícara de passas sem sementes
- ½ xícara de caldo de frango com teor de sódio reduzido
- ¼ xícara de amêndoas fatiadas
- 4 colheres de chá. cacau em pó
- ½ colher de chá. canela em pó
- Sal a gosto

INSTRUÇÕES DE COZIMENTO

1. Despeje 1 colher de sopa do óleo em uma frigideira em fogo médio.
2. Marrom a carne de porco de todos os lados. Empurre para um lado.
3. Deite o restante óleo nele.
4. Refogue as cebolas por 5 minutos.
5. Transfira as cebolas e o restante dos ingredientes (exceto o fettuccine) para um liquidificador.
6. Bata até ficar macio.
7. Cozinhe por 20 minutos.
8. Misture a massa no molho e cubra com a carne de porco.

Costeletas de porco com chalotas e fatias de maçã

Rendimentos: 4 porções

Porção: 1 costeleta de porco

Tempo de Preparação: 10 minutos

Tempo de cozimento: 21 minutos

Tempo total: 31 minutos

- 4 costeletas de lombo de porco com osso
- ½ xícara de molho de churrasco, dividido
- 3 chalotas, cortadas em fatias finas
- Sal e pimenta a gosto
- Spray para cozinhar
- 1 maçã, cortada em metades, núcleo removido e cortado em fatias finas
- 2 colheres de sopa. azeite

INSTRUÇÕES DE COZIMENTO

1. Pré-aqueça seu forno a 450 * F.
2. Escove a assadeira com spray de cozinha.
3. Coloque a maçã e a chalota na panela corretamente.
4. Regue o sal e a pimenta no topo.
5. Despeje o óleo em uma frigideira em fogo médio.
6. Esfregue o sal e a pimenta nas costeletas de porco.
7. E cozinhe por 3 minutos por lado.
8. Em seguida, coloque as costeletas de porco na assadeira.
9. Cubra com o molho de churrasco.
10. Abaixe a temperatura para 375 * F e asse por cerca de 15 minutos.

Carne De Porco Com Molho De Framboesa

Rendimentos: 4 porções

Tamanho da dose: 2 fatias de lombo de porco

Tempo de Preparação: 10 minutos

Tempo de cozimento: 20 minutos

Tempo Total: 30 minutos

INGREDIENTES

- ¼ colher de chá. sal marinho
- ¼ colher de chá. Pimenta preta
- 1 colher de chá. amido de milho misturado com 1 colher de sopa. agua
- 2 colheres de chá. mostarda de mel
- 1 lb de lombo de porco, cortado em 8 partes
- 16 oz. framboesas frescas
- 1 Colher de Sopa. azeite
- 2 chalotas picadas
- ½ xícara de vinho branco seco
- 1 xícara de caldo de carne de sódio reduzido

INSTRUÇÕES DE COZIMENTO

1. Tempere a carne de porco com sal e pimenta.
2. Pegue uma frigideira e coloque em fogo médio.
3. Deite o óleo e aguarde até que fique quente.
4. Adicione as fatias de carne de porco e cozinhe por 4 minutos de cada lado.
5. Em seguida, transfira-o para um prato.
6. Coloque as cebolas na frigideira e cozinhe por cerca de meio minuto.
7. Adicione o vinho e o caldo nele.
8. Raspe os pedaços marrons usando uma colher de pau.
9. Adicione o caldo e deixe ferver por 5 minutos
10. Em seguida, misture a mistura de amido de milho.
11. Deixe cozinhar por minuto a mais.
12. Adicione as framboesas e a mostarda e cozinhe por mais 2 minutos.

13. Regue o molho sobre as fatias de carne de porco e sirva quente.

Cata-vento grelhado de porco e vegetais

Rendimentos: 6 porções

Tamanho da dose: 2 fatias

Tempo de Preparação: 10 minutos

Tempo de cozimento: 25 minutos

Tempo total: 35 minutos

INGREDIENTES

- 1 pimentão vermelho picado
- ½ colher de chá. cominho em pó
- 3 dentes de alho picados
- lombinhos de porco de 1 ½ lb, aparados e cortados em borboleta
- 1 ½ colher de chá. páprica
- 1 ½ colher de chá. Pimenta em pó
- tsp. Pimenta-caiena
- 1 colher de chá. sal fino do mar, dividido
- ¼ colher de chá. Pimenta preta
- 1 Colher de Sopa. azeite
- 1 cebola picada
- 1 libra de cogumelos picados

INSTRUÇÕES DE COZIMENTO

1. Combine o cominho, páprica, pimenta em pó, pimenta de Caiena e metade do sal em uma tigela.

2. Despeje o óleo em uma frigideira em fogo médio.

3. Em seguida, refogue a cebola, o pimentão vermelho e os cogumelos por 7 minutos.

4. Adicione o alho e cozinhe por 1 minuto.

5. Tempere com o sal restante.

6. Primeiro, pré-aqueça sua grelha.

7. Tempere a carne de porco com a mistura picante.

8. Encha cada um com a mistura de vegetais.

9. Em seguida, role e prenda com barbante.

10. Grelhe por 12 a 15 minutos.

11. Deixe esfriar antes de fatiar e servir.

Carne De Porco Desfiada Com Anéis De Cebola

Rendimentos: 8 porções

Porção: 1 xícara

Tempo de Preparação: 20 minutos

Tempo de cozimento: 1 hora e 8 minutos

Tempo total: 1 hora e 28 minutos

INGREDIENTES

- 2 xícaras de suco de laranja espremido na hora
- ¼ colher de chá. orégano seco
- ½ xícara de vinagre de vinho branco, dividido
- ½ cebola branca cortada em rodelas
- 3 lb. de porco, cortado e fatiado em cubos
- 1 Colher de Sopa. óleo vegetal
- ½ cebola branca, fatiada
- 2 dentes de alho picados

- 1 colher de chá. sal marinho
- ½ colher de chá. Pimenta preta
- 2 folhas de louro
- 1 Colher de Sopa. limonada

INSTRUÇÕES DE COZIMENTO

1. Primeiro, aplique o sal e a pimenta na carne de porco.
2. Em seguida, polvilhe o óleo em uma panela e coloque em fogo alto.
3. Marrom a carne de porco por cerca de 2 minutos de cada lado.
4. Em seguida, transfira para um prato.
5. Em seguida, abaixe o fogo e cozinhe as cebolas brancas por 4 minutos.
6. Adicione o alho e as folhas de louro e cozinhe por 2 minutos.
7. Coloque a carne de porco de volta na panela.
8. Amasse o suco de limão, o suco de laranja e metade do vinagre.
9. Deixe ferver por 1 hora.
10. Retire a carne de porco e triturar (pedaços) usando dois garfos.
11. Misture os anéis de cebola com o restante vinagre e orégano.
12. Em seguida, coloque a carne de porco desfiada com os anéis de cebola.

Lombinho de Porco e Bacon

Rendimentos: 6 porções

Tamanho da dose: 2 fatias

Tempo de Preparação: 10 minutos

Tempo de cozimento: 35 minutos

Tempo total: 45 minutos

INGREDIENTES

- 1 bulbo de funcho, cortado ao meio e fatiado
- 6 fatias de bacon
- 1 Colher de Sopa. folhas de alecrim fresco picado
- 2 ½ colher de chá. sementes de funcho, esmagadas
- 4 dentes de alho picados
- ¼ colher de chá. flocos de pimenta vermelha, esmagados
- tsp. sal marinho
- 2 colheres de sopa. raspas de limão
- ¼ colher de chá. Pimenta preta da terra
- 2 colheres de chá. mais 1 colher de sopa. suco de limão, dividido
- 3 colheres de chá. azeite, dividido
- lombo de porco de 1 ½ lb.

INSTRUÇÕES DE COZIMENTO

1. Pré-aqueça seu forno até 425 * F.
2. Em uma tigela, adicione o alho, o alecrim, as raspas de limão, as sementes de erva-doce, os flocos de pimenta vermelha, o sal e a pimenta e misture bem.
3. Adicione metade do óleo e 2 colheres de chá de suco de limão.
4. Esfregue esta mistura toda sobre a carne de porco.
5. Em seguida, em uma assadeira, espalhe a erva-doce e polvilhe com o restante do óleo e suco de limão.
6. Envolva o bacon ao redor do filé de porco e coloque-o na assadeira.
7. E assar a carne de porco a 145 * F por 35 minutos.
8. Deixe descansar por 10 minutos antes de cortar em 12 porções.

Carne de porco com maçãs e erva-doce

Rendimentos: 6 porções

Porção: 1 xícara

Tempo de Preparação: 15 minutos

Tempo de cozimento: 1 hora

Tempo total: 1 hora e 15 minutos

INGREDIENTES

- 1 xícara de maçãs secas fatiadas
- 14 ameixas secas fatiadas
- 5 maçãs, descascadas, núcleo removido e cortado em cubos
- 3 raminhos de salsa
- Sal e pimenta a gosto
- 1 ½ libra de porco, cortada em cubos
- 2 colheres de sopa. óleo vegetal
- 1 bulbo de funcho, núcleo removido e cortado em cubos
- 1 cebola em cubos
- 1 xícara de vinho branco seco
- 2 xícaras de caldo de frango com teor reduzido de sódio
- 6 folhas frescas de salva, cortadas
- ½ xícara de suco de maçã
- 1 folha de louro

INSTRUÇÕES DE COZIMENTO

1. Polvilhe (espalhe) o sal e a pimenta nos cubos de carne de porco.
2. Em seguida, despeje o óleo em uma panela.

3. E cozinhe a carne de porco no óleo até ficar marrom.

4. Retire a carne de porco e coloque-a em um prato.

5. Adicione a erva-doce e a cebola ao pote e refogue-os por 10 minutos.

6. Pegue um pouco de vinho branco e deixe ferver por 5 minutos.

7. Retorne a carne de porco para o pote.

8. Adicione o restante dos ingredientes e cozinhe por 1 hora.

Capítulo Sete

Receitas de Carne / Cordeiro

Bagel de carne

INGREDIENTES

- 2 libras de carne de porco moída
- 2 ovos grandes
- Manteiga / grama alimentada com ghee / gordura de bacon, etc.
- molho de tomate 2/3 xícara
- 1 colher de sopa de sal
- ½ colher de sopa de pimenta
- 1 colher de sopa
- páprica
- 1 ½ cebola, finamente picada

INSTRUÇÕES DE COZIMENTO

1. Pré-aqueça o forno a 400F.
2. Forre uma assadeira com papel manteiga.
3. Refogue as cebolas até ficarem translúcidas em fogo médio com um pouco de gordura, como manteiga, ghee alimentado com capim, etc.
4. Quando as cebolas estiverem frias, adicione-as à carne.

5. Adicione todos os ingredientes juntos, incluindo as cebolas cozidas em uma tigela e misture.

6. Misture bem o suficiente para distribuir uniformemente as especiarias.

7. Em seguida, divida a carne em 6 porções. Use as mãos para enrolar uma parte em uma bola e, em seguida, recuar o meio, e achatar ligeiramente para formar a aparência de um bagel.

8. Coloque o bagel à procura de carne no prato e repita com cada uma das porções de carne.

9. Asse por 40 minutos ou até que a carne esteja totalmente cozida.

10. Deixe os bagels de carne esfriarem. Fatie o bagel de carne como um pãozinho normal.

11. Encha o bagel de carne com cobertura, como fatias de tomate, alface, cebola etc.

12. Você pode aproveitar agora.

Kebab de carne

Rendimentos: 4 porções

Tamanho da dose: 1 espeto

Tempo de Preparação: 20 minutos

Tempo de cozimento: 20 minutos

Tempo total: 40 minutos

INGREDIENTES

- ½ colher de chá. Sal marinho fino
- ¼ colher de chá. Pimenta preta
- 1 colher de chá. azeite ½ colher de chá. pimenta da Jamaica moída
- tsp. Pimenta-caiena
- 1 ¼ lb de carne moída magra
- 3 colheres de sopa. salsa picada

- ½ colher de chá. canela em pó

INSTRUÇÕES DE COZIMENTO

1. Primeiro, pré-aqueça a sua grelha.
2. Em seguida, em uma tigela, misture todos os ingredientes, exceto o óleo.
3. Em seguida, faça pequenas bolas da mistura de carne.
4. Em seguida, inclua isso em um espeto de metal.
5. Escove a grelha com óleo.
6. Grelhe até ficar totalmente cozido por todos os lados.

Sloppy Joes

Rendimentos: 4 porções

Porção: 1 pão

Tempo de Preparação: 15 minutos

Tempo de cozimento: 15 minutos

Tempo Total: 30 minutos

INGREDIENTES

- 4 pães de hambúrguer, torrados
- 1 cebola picada
- 2 colheres de sopa. vinagre de cidra
- 1 Colher de Sopa. açúcar mascavo
- Pimenta preta a gosto
- 1 pimentão vermelho picado
- 1 Colher de Sopa. azeite
- 2 dentes de alho picados

- 1 ¼ lb de carne moída magra

- 2 xícaras de molho de macarrão à base de tomate

- 1 ½ colher de sopa. molho Worcestershire

INSTRUÇÕES DE COZIMENTO

1. Primeiro despeje o óleo em uma frigideira em fogo médio.

2. Refogue a cebola até ficar macia.

3. Adicione o pimentão e cozinhe por 5 minutos.

4. Em seguida, adicione o alho e cozinhe por 1 minuto.

5. Adicione também a carne e cozinhe até ficar marrom.

6. Misture o restante dos ingredientes, exceto dos pães.

7. Ferva e deixe cozinhar por cerca de 5 minutos.

8. Coloque a mistura nos pães de hambúrguer e sirva.

Pizza de Taco de Carne

Rendimentos: 6 porções

Tamanho da dose: 1 fatia

Tempo de Preparação: 10 minutos

Tempo de cozimento: 30 minutos

Tempo total: 40 minutos

INGREDIENTES

- ¾ xícara de feijão, lavado e escorrido

- 1 libra de massa de pizza de trigo integral

- ¾ xícara de grãos de milho

- Spray para cozinhar

- ¼ xícara de salsa
- ½ lb de carne moída
- ¼ xícara de queijo cheddar, desfiado
- 1 Colher de Sopa. Pimenta em pó

INSTRUÇÕES DE COZIMENTO

1. Primeiro pré-aqueça seu forno a 450 * F.
2. Em seguida, pegue uma panela e deixe a carne na cor marrom por cerca de 7 minutos.
3. Adicione o pó de pimenta e milho para ele.
4. Mexa no feijão.
5. E cozinhe por mais alguns minutos.
6. Em seguida, pressione a massa de pizza em uma panela de pizza.
7. Espalhe a mistura de carne no topo da massa e faça uma camada adequada dela.
8. Em seguida, adicione no topo da carne de queijo picado.
9. Asse por 20 minutos.
10. Após o cozimento, retire a pizza do forno e sirva.

Carne Cajun

Rendimentos: 4 porções

Porção: 1 xícara

Tempo de Preparação: 10 minutos

Tempo de cozimento: 20 minutos

Tempo Total: 30 minutos

INGREDIENTES

- 15 oz. feijão sem sal, lavado e escorrido

- 1 xícara de cebola picada
- 20 oz. arroz integral, cozido de acordo com as instruções da embalagem
- 1 xícara de aipo fatiado
- 1 pimentão vermelho fatiado
- 1 pimenta jalapeño picada
- carne moída magra
- 4 colheres de chá. tempero Cajun com baixo teor de sódio, dividido
- ½ xícara de caldo de sódio reduzido
- ¼ xícara de salsa picada

INSTRUÇÕES DE COZIMENTO

1. Pegue a carne e tempere com metade do pó Cajun.
2. Em seguida, dourar a carne em uma panela por 10 minutos.
3. Adicione o aipo, cebola, pimenta e jalapeño na panela.
4. Tempere com o resto do pó Cajun.
5. Em seguida, cozinhe por 8 minutos.
6. Adicione o caldo nele.
7. Cozinhe por mais 2 a 3 minutos.
8. Adicione a salsa e mexa muito bem.
9. Colher a mistura em cima do arroz antes de servir.

Conchas de massa recheadas com carne e espinafre

Rendimentos: 6 porções

Porção: 1 tigela

Tempo de Preparação: 15 minutos

Tempo de cozimento: 45 minutos

Tempo total: 1 hora

INGREDIENTES

- 16 oz. espinafre picado
- 15 oz. molho marinara
- 1 xícara de queijo ricota
- 8 oz. conchas de massa jumbo, cozidas de acordo com as instruções da embalagem
- carne moída magra
- 1 m de queijo mussarela, desfiado

INSTRUÇÕES DE COZIMENTO

1. Primeiro pré-aqueça seu forno a 350 * F.
2. Em seguida, coloque sua frigideira em fogo médio.
3. Brown a carne por 5-7 minutos na panela.
4. Em seguida, drene a gordura dela.
5. Em uma tigela, misture a carne com queijo e espinafre.
6. Deite metade do molho marinara numa assadeira.
7. Recheie as cascas de massa com a mistura de carne e coloque-as em cima do molho marinara.
8. Deite o restante marinara por cima das cascas de massa.
9. Pegue um pouco de queijo picado em cima dele.
10. Em seguida, assar no forno por 35 minutos.
11. Após o cozimento, retire-o do forno e sirva quente.

Cuscuz e Wrap de Alface de Carne

Rendimentos: 6 porções

Tamanho da dose: 1 wrap de alface

Tempo de Preparação: 15 minutos

Tempo de cozimento: 15 minutos

Tempo Total: 30 minutos

INGREDIENTES

- 1 xícara de pepino fatiado
- 1 xícara de repolho fatiado
- 1 xícara de cenoura fatiada
- ½ xícara de hortelã picada 1 ¼ xícaras de água
- 1 lb de carne moída
- ¼ xícara de molho de carne orgânica
- 6 oz. cuscuz orgânico
- 1 cabeça de alface iceberg removida
- 1 xícara de cebola verde, fatiada

INSTRUÇÕES DE COZIMENTO

1. Primeiro, marre a carne em uma frigideira em fogo médio por 5 minutos.
2. Adicione o molho de carne e cozinhe por 7 minutos.
3. Adicione água e cuscuz e misture bem.
4. Deixe ferver.
5. Deixe ferver por 7 minutos.
6. Fluff o cuscuz usando um garfo.
7. Em seguida, insira uma colher de mistura de carne na folha de alface.
8. Enrole e prenda com um palito de dente.

9. Repita o mesmo procedimento para o resto dos ingredientes.

Empanada de Carne

Rendimentos: 8 porções

Tamanho da dose: 2 empanadas

Tempo de Preparação: 20 minutos

Tempo de cozimento: 40 minutos

Tempo total: 1 hora

INGREDIENTES

- ½ xícara de manteiga, cortada em pedaços pequenos
- 14 oz. tomates em cubos enlatados
- 4 ovos, hardboiled e quarto de corte
- 2 gemas de ovo, divididas
- ½ xícara de água
- 1 Colher de Sopa. óleo vegetal
- 1 colher de chá. Sal marinho fino
- 2 ½ xícaras de farinha de trigo
- 1 cebola picada
- ½ xícara de azeitonas Kalamata picadas
- 1 lb de carne moída

INSTRUÇÕES DE COZIMENTO

1. Primeiro misture o sal e a farinha em uma tigela e misture bem.
2. Em seguida, dobre na manteiga. E misture bem.

3. Em outra tigela, misture uma gema de ovo com água.

4. Misture todos esses ingredientes muito bem.

5. Limpe a superfície de trabalho com farinha.

6. Amassar (misture a massa com as mãos) até ficar lisa.

7. Enrole com filme plástico (cordel) e leve à geladeira por 1 hora.

8. Coloque a frigideira em fogo médio.

9. Deite um pouco de óleo e refogue a cebola durante 7 minutos.

10. Em seguida, reduzir o calor mais e adicione as azeitonas, carne e tomate.

11. E cozinhe por mais 12 minutos.

12. Pré-aqueça seu forno a 425 * F.

13. Faça fatias da massa em dezesseis porções iguais.

14. Estenda a massa para criar um pequeno círculo.

15. Coloque uma colher da mistura de carne no meio do círculo.

16. Adicione um quarto do ovo cozido e encha-o corretamente.

17. Escove as bordas com a mistura de água e ovo.

18. Dobre e pressione para selar.

19. Repita a mesma receita para o resto das folhas redondas.

20. Escove todas as superfícies das empanadas com a mistura de ovo e água.

21. Arrume as empanadas em uma assadeira e leve ao forno por 30 minutos.

Chili de carne e feijão

Rendimentos: 4 porções

Porção: 1 tigela

Tempo de Preparação: 10 minutos

Tempo de cozimento: 35 minutos

Tempo total: 45 minutos

INGREDIENTES

- 1 colher de chá. cominho em pó
- 1 lb carne moída magra
- 2 colheres de sopa. azeite
- 2 colheres de chá. orégano seco
- ½ xícara de coentro fresco picado
- ½ colher de chá. flocos de pimenta vermelha, esmagados
- 2 colheres de sopa. Pimenta em pó
- 15 oz. molho de tomate
- 1 cebola picada
- 2 dentes de alho picados e triturados
- 1 xícara de água
- 1 xícara de feijão, cozido
- 1 xícara de feijão preto, cozido
- Sal a gosto

INSTRUÇÕES DE COZIMENTO

1. Pegue o azeite em uma panela de sopa em fogo médio.
2. Em seguida, refogue a cebola e o alho em óleo por 5 minutos.
3. Adicione o orégano, o chili flakes, o chili em pó e o cominho ao óleo.
4. Cozinhe por mais um minuto.
5. Em seguida, adicione a carne moída e cozinhe até ficar marrom.
6. Mexa no molho de tomate, água e feijão.
7. Tempere com o sal.
8. Em seguida, deixe ferver.
9. Ferva por 30 minutos.
10. Misture no coentro antes de servir.

Carne mexicana

Rendimentos: 4 porções

Porção: 1 tigela

Tempo de Preparação: 15 minutos

Tempo de cozimento: 27 minutos

Tempo total: 42 minutos

INGREDIENTES

- 1 xícara de salsa
- 15 oz. feijões pretos
- 2 xícaras de caldo de frango com teor reduzido de sódio
- 1 xícara de grãos de milho
- 2 dentes de alho picados
- 1 cebola picada
- 2 colheres de sopa. Taco temperado
- ½ lb de carne moída magra
- 1 abobrinha cortada em cubos
- 15 oz. tomate picados

INSTRUÇÕES DE COZIMENTO

1. Leve a carne em uma panela de sopa em fogo médio.
2. Cozinhe até ficar marrom.
3. Em seguida, retire a carne e escorra a gordura. Então reserve.
4. Pegue o alho e a cebola na mesma panela e cozinhe por 7 minutos.
5. Tempere com a mistura de taco.
6. Adicione o restante dos ingredientes.
7. Fique por 20 minutos.

8. Panela (despeje) em uma tigela de sopa e sirva quente.

Hambúrguer de Carne Bulgur

Rendimentos: 6 porções

Porção: 1 hambúrguer

Tempo de Preparação: 20 minutos

Tempo de cozimento: 20 minutos

Tempo total: 40 minutos

INGREDIENTES

- 1 ¼ lb de carne moída magra
- ¾ xícara de cebola picada
- 3 xícaras de alface romana picada
- 2 tomates fatiados
- 2 xícaras de água
- 1 xícara de trigo bulgur
- Spray para cozinhar
- ½ xícara de salsa picada
- 6 pães de hambúrguer de trigo integral, torrados
- ½ colher de chá. pimenta da Jamaica moída
- ½ colher de chá. canela em pó
- 1 colher de chá. cominho em pó
- Sal e pimenta a gusto

INSTRUÇÕES DE COZIMENTO

1. Ferva a água em uma panela.

2. Adicione o trigo e deixe ferver por 10 minutos.

3. Em seguida, retire do fogão.

4. Deixe descansar por 5 minutos antes de fluffing com garfo.

5. Lubrifique e pré-aqueça a sua grelha.

6. Pegue uma tigela, misture a carne, o bulgur, a cebola, a salsinha e as especiarias.

7. Tempere com sal e pimenta.

8. Forme 6 rissóis da mistura.

9. Coloque o hambúrguer no pão e adicione a alface e os tomates antes de servir.

Capítulo Oito

Receitas Snack / Sobremesa

Canela e maçã Oat Squares

Rendimentos: 16 porções

Tamanho da dose: 1 quadrado

Tempo de Preparação: 15 minutos

Tempo de cozimento: 1 hora

Tempo total: 1 hora e 15 minutos

INGREDIENTES

- 2 xícaras de leite de amêndoa sem açúcar
- 2 colheres de chá. Extrato de baunilha puro
- ½ xícara de sementes de linho moídas
- 1 kg de maçãs descascadas, raladas e raladas
- Spray para cozinhar
- ½ xícara de passas
- 1 ½ xícara de aveia
- ½ xícara de nozes picadas
- 1 ½ colher de chá. canela em pó

INSTRUÇÕES DE COZIMENTO

1. Primeiro pré-aqueça seu forno a 350 * F.
2. Tome todos os ingredientes em uma tigela grande.
3. Misture bem.
4. Em seguida, transfira a mistura para uma assadeira, coberta com spray de cozinha.
5. Pressione e espalhe a mistura corretamente.
6. E asse por 1 hora.
7. Deixe esfriar.
8. Em seguida, corte em 16 formas quadradas.

Mordidas de Data e Amêndoa

Rendimentos: 5 porções

Tamanho por porção: 6 pieces

Tempo de Preparação: 20 minutos

Tempo de cozimento: 0 minutos

Tempo Total: 20 minutos

INGREDIENTES

- ¼ colher de chá. noz-moscada ralada
- 1 colher de chá. extrato de amêndoa pura
- Agua
- ½ xícara de manteiga de amêndoa sem açúcar
- 1 xícara de tâmaras, sem caroço e picada
- 1 xícara de aveia em flocos
- 1 Colher de Sopa. sementes de papoula

1. Tome todos os ingredientes no liquidificador
2. Bata até ficar liso.
3. Polvilhe a mistura com um pouco de água.
4. Então faça 30 bolas dela.
5. Deixe esfriar por algumas horas antes de servir.

Farelo de Ameixa

Rendimentos: 8 porções

Tamanho da dose: 1 fatia

Tempo de Preparação: 15 minutos

Tempo de cozimento: 45 minutos

Tempo total: 1 hora

INGREDIENTES

- 20 bolachas de bolacha de baunilha
- 1 xícara de amêndoas fatiadas
- 1 ½ lb ameixas, picadas e picadas
- 4 colheres de sopa. manteiga, cortada em cubos
- 1 colher de chá. canela em pó

INSTRUÇÕES DE COZIMENTO

1. Primeiro pré-aqueça seu forno a 350 * F.
2. Tome amêndoas em um processador de alimentos e misture bem.

3. Coloque a manteiga, biscoitos e canela em uma tigela.

4. Misture bem.

5. Adicione lentamente a mistura nas amêndoas e misture.

6. Em seguida, organize uma camada de ameixas em uma assadeira.

7. Espalhe uma camada da mistura de amêndoas na parte superior das ameixas.

8. E asse por 45 minutos.

9. Deixe esfriar, em seguida, faça fatias e sirva

Barras De Coco De Granola

Rendimentos: 12 porções

Tamanho da dose: 1 bar

Tempo de Preparação: 20 minutos

Tempo de cozimento: 40 minutos

Tempo total: 1 hora

INGREDIENTES

- 1 xícara de frutas secas picadas
- 1 xícara de flocos de coco sem açúcar
- ¼ xícara de mel
- 2 colheres de chá. Extrato de baunilha puro
- ¼ xícara de farinha de aveia
- ½ xícara de nozes picadas
- 1 ½ xícara de aveia em flocos
- ¾ xícara de molho de maçã sem açúcar

1. Pré-aqueça o forno a 350 * F.
2. Linha assadeira com papel manteiga.
3. Em seguida, misture os flocos de coco e aveia em uma tigela.
4. E transfira para uma assadeira.
5. Asse por 10 minutos.
6. Deixe esfriar.
7. Em uma tigela grande, misture a farinha de aveia, nozes e frutas secas.
8. Misture no molho de maçã.
9. E misture bem.
10. Em seguida, espalhe em uma camada uniforme em uma assadeira.
11. E asse por 30 minutos.
12. Faça fatias de 12 barras.

Limonada Com Iogurte

Rendimentos: 6 porções

Porção: 1 copo

Tempo de Preparação: 1 hora e 15 minutos

Tempo de cozimento: 0 minutos

Tempo total: 15 minutos

INGREDIENTES

- 1 xícara de morangos fatiadas
- 4 xícaras de limonada feita com limões frescos
- 2 colheres de chá. mel

- 6 oz. iogurte natural
- 1 xícara de amoras, cortadas

INSTRUÇÕES DE COZIMENTO

1. Primeiro, despeje a limonada em uma assadeira.
2. Coloque no congelador por 1 hora.
3. Retire e mexa.
4. Em seguida, volte a colocá-lo até a limonada estar completamente congelada.
5. Tome uma tigela, misture o mel e iogurte nele.
6. E bata com uma batedeira até ver picos suaves se formando.
7. Retire a limonada gelada e raspe a situação com colher de pau.
8. Coloque a limonada gelada em xícaras e guarneça com a mistura de frutas vermelhas e iogurte.

Banana Adoçada Pops

Rendimentos: 8 porções
Tamanho da dose: 1 pop
Tempo de Preparação: 15 minutos
Tempo de cozimento: 0 minutos
Tempo total: 15 minutos

INGREDIENTES

- 1 colher de chá. canela em pó
- ¼ xícara de açúcar mascavo, dividido
- 3 bananas
- 1 xícara de creme azedo claro

1. Tome 2 colheres de sopa de açúcar mascavo, o creme azedo e as bananas em um processador de alimentos.
2. Pulso até ficar suave.
3. Despeje a mistura em moldes de picolé.
4. Em seguida, coloque o açúcar mascavo restante e a canela em uma tigela. Misture bem.
5. Polvilhe a mistura de açúcar e canela na mistura de bananas.
6. E congelar por 8 horas.

Sorvete de manjericão e manga

Rendimentos: 6 porções
Porção: 1 xícara
Tempo de Preparação: 15 minutos
Tempo de cozimento: 0 minutos
Tempo total: 15 minutos

INGREDIENTES

- 1 colher de chá de casca de limão
- 10 oz. manga, cortada em cubos
- 1 xícara de leite de soja sem açúcar
- 2 colheres de sopa. Folhas de manjericão tailandês, picado
- 1 colher de sopa de suco de limão

INSTRUÇÕES DE COZIMENTO

1. Primeiro coloque a manga em um processador de alimentos.
2. Adicione o manjericão, o suco de limão e as raspas de limão.
3. Em seguida, prenda o leite de soja.
4. Pulso até ficar suave.
5. Em seguida, divida a mistura entre 6 xícaras.
6. Deixe esfriar no freezer por 30 minutos antes de servir.

Banana e Morango Milk Shake

Rendimentos: 2 porções

Porção: 1 copo

Tempo de Preparação: 10 minutos

Tempo de cozimento: 0 minutos

Tempo Total: 10 minutos

INGREDIENTES

- 2 colheres de sopa. manteiga de amêndoa
- 2 xícaras de banana congelada
- ½ xícara de leite com baixo teor de gordura
- 1 ½ xícara de morangos cortados ao meio

INSTRUÇÕES DE COZIMENTO

1. Primeiro, misture a banana, os morangos e o leite até ficar homogêneo.
2. Em seguida, despeje em 2 copos.
3. Faça uma camada com a manteiga de amêndoa.

4. Deixe esfriar na geladeira antes de servir.

Mordidas de Frutas Secas

Rendimentos: 2 porções

Porção: 1 xícara

Tempo de Preparação: 15 minutos

Tempo de cozimento: 3 horas

Tempo Total: 3 horas e 15 minutos

INGREDIENTES

- 4 xícaras de água
- ½ xícara de suco de limão espremido na hora
- 1 ½ lb nectarinas, sem caroço e fatiadas

INSTRUÇÕES DE COZIMENTO

1. Primeiro pré-aqueça seu forno até 200 * F.
2. Misture a água e o suco de limão em uma tigela.
3. Em seguida, mergulhe as nectarinas na água de limão por 10 minutos.
4. E coloque em uma assadeira.
5. Asse por 3 horas ou até secar completamente.

Grão de bico espanhol

Rendimentos: 2 porções

Tamanho da dose: ½ tigela

Tempo de preparação: 2 minutos

Tempo de cozimento: 30 minutos

Tempo total: 32 minutos

INGREDIENTES

- 1 colher de chá. suco de limão
- 1 ½ colher de chá. páprica defumada
- 1 colher de chá de casca de limão
- 15 oz. Grão de bico sem sal enlatado, enxaguado e escorrido

INSTRUÇÕES DE COZIMENTO

1. Primeiro pré-aqueça seu forno até 350 * F.
2. Coloque todos os ingredientes em uma tigela e misture bem.
3. Em seguida, transfira para uma assadeira.
4. E asse por 30 minutos.
5. Deixe esfriar antes de servir.

Sanduíche de maçã

Rendimentos: 2 porções

Porção: 1 sanduíche

Tempo de Preparação: 10 minutos

Tempo de cozimento: 0 minutos

Tempo Total: 10 minutos

INGREDIENTES

- 3 colheres de sopa. granola
- 2 maçãs, cortadas em rodelas grossas
- 1 colher de chá. suco de limão
- 3 colheres de sopa. manteiga de amêndoa

INSTRUÇÕES DE COZIMENTO

1. Primeiro, escove as fatias de maçã com suco de limão.
2. Em seguida, espalhe a manteiga de amêndoa em cima dela.
3. Em seguida, polvilhe com a granola.
4. E coloque as fatias de maçã restantes por cima.

Chips de couve crocante

Rendimentos: 8 porções

Porção: 1 xícara

Tempo de Preparação: 10 minutos

Tempo de cozimento: 45 minutos

Tempo Total: 55 minutos

INGREDIENTES

- 1 Colher de Sopa. pó de cebola
- ¼ xícara de leite de soja sem açúcar
- ¼ colher de chá. Sal marinho fino

- 2 cachos de couve, rasgados em pedaços pequenos
- 1 xícara de pimentão vermelho assado e picado
- 1 colher de sopa de suco de limão
- ¼ xícara de levedura nutricional
- 1 xícara cajus
- 3 dentes de alho

INSTRUÇÕES DE COZIMENTO

1. Primeiro mergulhe os cajus na água por 1 hora.
2. Em seguida, pré-aqueça seu forno a 275 * F.
3. Tome todos os ingredientes, exceto a couve no liquidificador.
4. E misture até ficar homogêneo.
5. Em seguida, cubra a assadeira com o pergaminho.
6. Atire a couve com a mistura de caju.
7. Espalhe a couve em uma única camada em uma assadeira.
8. Asse por 45 minutos.
9. Deixe esfriar antes de servir.

Sementes De Abóbora Temperadas

Rendimentos: 1 porção

Porção: 1 xícara

Tempo de preparação: 5 minutos

Tempo de cozimento: 10 minutos

Tempo total: 15 minutos

INGREDIENTES

- 1 Colher de Sopa. caldo vegetal de sódio reduzido
- 2 colheres de sopa. levedura nutricional
- 1 xícara de sementes de abóbora
- 1 Colher de Sopa. salsa picada

INSTRUÇÕES DE COZIMENTO

1. Primeiro pré-aqueça seu forno até 350 * F.
2. Em seguida, coloque todos os ingredientes em uma tigela.
3. E misture bem.
4. Espalhe a mistura em uma assadeira.
5. E asse por 10 minutos.

Trifle de frutas de pedra

Rendimentos: 12 porções

Tamanho da dose: 1 prato de bagatela

Tempo de Preparação: 10 minutos

Tempo de cozimento: 25 minutos

Tempo total: 35 minutos

INGREDIENTES

- 2 xícaras de iogurte de baunilha com baixo teor de gordura
- 2 colheres de sopa. mel

- 3 lb frutos de pedra mistos (ameixas, pêssegos, nectarinas e assim por diante), cortados em metades e sem caroço
- 12 oz. Bolo de comida de anjo sem glúten, fatiado
- 1 Colher de Sopa. agua
- 2 colheres de sopa. folhas de tomilho fresco picado

INSTRUÇÕES DE COZIMENTO

1. Primeiro, pré-aqueça a sua grelha.
2. Em uma tigela, misture o mel e a água.
3. Cubra a parte superior das frutas com um pouco dessa mistura.
4. E grelhe por 10 minutos.
5. Inverta e cubra o outro lado também.
6. Grelhe por mais 10 minutos.
7. Em seguida, grelhe as fatias do bolo por 3 minutos.
8. Em seguida, corte o bolo em pedaços pequenos.
9. Pique a fruta grelhada em pedaços menores.
10. Misture com o tomilho e restante mistura de mel.
11. Divida o iogurte em pequenos pratos e cubra com esta mistura.
12. Refrigere na geladeira por alguns minutos antes de servir.

Flutuadores De Limão

Rendimentos: 4 porções

Porção: 1 copo

Tempo de preparação: 5 minutos

Tempo de cozimento: 0 minutos

Tempo Total: 5 minutos

INGREDIENTES

- 8 raminhos de alecrim, esmagados
- 2 xícaras de sorvete de limão
- 1 limão, sem sementes e corte de quarto
- 2 colheres de sopa de suco de limão

INSTRUÇÕES DE COZIMENTO

1. Divida o gelato entre 4 copos.
2. Deite o sumo de limão no topo do gelato.
3. Decore com as fatias de alecrim e limão antes de servir.

Capítulo Nove

Receitas De Aves De Capoeira

Turquia Com Coentro E Pimenta

Rendimentos: 14 porções

Tamanho da dose: 1 porção

Tempo de Preparação: 20 minutos

Tempo de cozimento: 3 horas

Tempo Total: 3 horas e 20 minutos

INGREDIENTES

- 3 colheres de sopa. manteiga amolecida
- 3 colheres de sopa. sementes de coentro
- 15 libras de peru, miúdos e pescoço removidos
- 2 colheres de chá. sementes de funcho
- 1 Colher de Sopa. Pimenta preta
- 1 ½ colher de sopa. pimenta rosa
- 4 folhas de louro
- 6 colheres de sopa. sal grosso
- ¼ xícara de raspas de toranja

* 3 colheres de sopa. açúcar mascavo

INSTRUÇÕES DE COZIMENTO

1. Pegue a pimenta, coentro, erva-doce e folhas de louro em uma frigideira em fogo médio.
2. Em seguida, cozinhe por 3 a 5 minutos.
3. Deixe esfriar em uma tigela.
4. Use um moedor para bater a mistura e torná-lo em pó.
5. Adicione as raspas, açúcar, manteiga e sal. Misture bem.
6. Despeje a mistura toda sobre o peru.
7. Assar no forno a 325 * F por 1 hora.
8. Em seguida, aumentar a temperatura para 375 * F e assá-lo por mais 2 horas.
9. Em seguida, enfeite-o como quiser e sirva-o para seus amigos e familiares.

Turquia Assada Pele Crocante

Rendimentos: 14 porções

Tamanho da dose: 1 porção

Tempo de Preparação: 20 minutos

Tempo de cozimento: 1 hora e 40 minutos

Tempo Total: 2 horas

INGREDIENTES

* ¼ xícara de azeite
* 2 colheres de sopa. folhas de alecrim fresco picado
* 1 peru inteiro, miúdos removidos
* Sal e pimenta a gosto

1. Primeiro você tem que secar o peru usando toalhas de papel.
2. Coloque-a em uma assadeira quando ela ficar assada e, em seguida, leve à geladeira durante a noite.
3. No dia seguinte, pré-aqueça o forno a 350 * F.
4. Em uma tigela, pegue o azeite, o alecrim, o sal e a pimenta e misture bem.
5. Esfregue a mistura em todo o peru.
6. Tempere o interior do peru também.
7. Assar no forno por 1 hora e 15 minutos.
8. Aumente a temperatura para 475 * F e asse por mais 15 minutos.
9. Retire-o do forno.
10. Aguarde cerca de 25 minutos antes de fatiar.
11. E depois sirva.

Frango Tetrazzini

Rendimentos: 6 porções
Porção: 1 xícara
Tempo de Preparação: 15 minutos
Tempo de cozimento: 30 minutos
Tempo total: 45 minutos

INGREDIENTES

- 1 Colher de Sopa. azeite
- spray de óleo de cozinha
- ½ colher de sopa. manteiga
- 8 oz. cogumelos, fatiados

* Sal e pimenta a gosto
* 4 colheres de sopa. cebolinha picada e dividida
* ½ lb. de macarrão integral para cabelos de anjo, cozidos de acordo com as instruções da embalagem
* 1 xícara de ervilhas congeladas, descongeladas
* 2 xícaras de carne de peito de frango, cozido e desfiado
* 6 colheres de sopa. Queijo parmesão, ralado e dividido
* ½ cebola, picada
* 2 ½ colheres de sopa. farinha
* 1 xícara de caldo de frango com teor reduzido de sódio
* ¼ xícara de leite com baixo teor de gordura
* ¼ colher de chá. noz-moscada moída

INSTRUÇÕES DE COZIMENTO

1. Primeiro pré-aqueça seu forno até 375 * F.
2. Revista a caçarola com o spray de cozinha.
3. Pegue uma frigideira em fogo médio.
4. Na frigideira refogue a cebola na manteiga.
5. Em seguida, adicione cogumelos, sal e pimenta para ele.
6. Cozinhe por alguns minutos.
7. Adicione as ervilhas e cozinhe por mais 2 minutos.
8. Coloque a massa cozida em uma tigela e cubra com a mistura de cebola.
9. Na mesma panela aqueça o azeite e adicione-o na farinha e no caldo.
10. Misture bem até não haver mais grumos.
11. Adicione o leite e a noz-moscada na mistura.
12. Tempere a mistura com o sal e pimenta.
13. Coloque a massa na mistura.
14. No topo coloque os queijos.
15. Asse por 15 minutos.

16. E sirva enquanto está quente.

Frango com Azeitonas e Pimentão Vermelho Assado

Rendimentos: 6 porções

Tamanho da dose: 1 fatia

Tempo de Preparação: 15 minutos

Tempo de cozimento: 15 minutos

Tempo Total: 30 minutos

INGREDIENTES

- 1 xícara de pimentão vermelho, assado e fatiado
- 2 colheres de chá. estragão seco
- 1 colher de chá. Pimenta preta da terra
- 2 xícaras de frango, cozido e desfiado
- 1 folha de massa folhada congelada
- 1 ovo batido
- ½ xícara de azeitonas picadas
- 1 xícara de queijo parmesão, desfiado

INSTRUÇÕES DE COZIMENTO

1. Primeiro pré-aqueça seu forno até 400 * F.
2. Em seguida, corte a folha de massa em duas formas retangulares longas.
3. Coloque essas folhas em uma assadeira.
4. (dobre) as bordas da folha de massa.
5. Escove as folhas com o ovo batido (os ovos que você já bateu em uma tigela)
6. Em seguida, pegue os pimentões, frango e azeitonas e coloque-os dentro da borda.

7. Polvilhe o estragão, a pimenta e o queijo por cima da mistura.

8. Asse a mistura no forno por 15 minutos.

9. Depois de assar fatia cada folha em 3 pedaços.

10. Sirva enquanto está quente.

Sonoma De Frango

Rendimentos: 8 porções

Porção: 1 xícara

Tempo de Preparação: 10 minutos

Tempo de cozimento: 25 minutos

Tempo total: 35 minutos

INGREDIENTES

- ¾ xícara de pedaços de nozes, torradas
- 2 colheres de chá. sementes de papoula
- 2 lb de peito de frango (desossado e sem pele)
- 5 colheres de chá. mel
- 1 xícara de maionese
- 4 colheres de chá. vinagre de maçã
- ¼ colher de chá. Sal marinho fino
- ¼ colher de chá. Pimenta preta da terra
- ½ xícara de água
- 3 talos de aipo, em fatias finas
- 2 xícaras de uvas sem sementes vermelhas, cortadas ao meio

1. Pegue o mel, sementes de papoula, maionese, vinagre, sal e pimenta em uma tigela e misture bem.
2. Em seguida, relaxe na geladeira por alguns minutos.
3. Pré-aqueça seu forno a 375 * F.
4. Organize os peitos de frango em uma assadeira.
5. Cubra a panela com papel alumínio muito bem.
6. E asse por 25 minutos.
7. Deixe esfriar e depois corte em pequenos cubos.
8. Coloque os cubos de frango em uma tigela grande.
9. Adicione as nozes, aipo e uvas nos cubos de frango.
10. Lance com o molho e sirva.

Peru Assado Com Maçãs

Rendimentos: 12 porções

Tamanho da dose: 1 porção

Tempo de Preparação: 20 minutos

Tempo de cozimento: 2 horas e 20 minutos

Tempo total: 2 horas e 40 minutos

INGREDIENTES

- 5 cebolas, quarto de corte
- Sal e pimenta a gosto
- 5 maçãs, descascadas, cortadas e cortadas
- 2 colheres de sopa. manteiga derretida

- 2 dentes de alho picados
- 1 peru inteiro, miúdos e pescoço removidos
- ¼ xícara de sálvia fresca picada

INSTRUÇÕES DE COZIMENTO

1. Primeiro pré-aqueça seu forno a 475 * F.
2. Secar o peru com toalhas de papel.
3. Escove o exterior com manteiga.
4. Junte o alho, a sálvia, o sal e a pimenta em uma tigela e misture bem.
5. Esfregue a mistura para o exterior e também para dentro do peru.
6. Amarre as pernas do peru usando (string).
7. Em seguida, coloque o peru em uma assadeira.
8. Em seguida, coloque-o dentro do forno e asse por 20 minutos.
9. Coloque as fatias de maçã e as cebolas ao redor do peru e asse por mais duas horas.
10. Deixe descansar por 30 minutos antes de cortar (cortado em pedaços)

Burrito De Galinha

Rendimentos: 6 porções

Tamanho da dose: 1 wrap

Tempo de Preparação: 10 minutos

Tempo de cozimento: 10 minutos

Tempo Total: 20 minutos

INGREDIENTES

- 2 xícaras de carne de frango assada, desfiada
- 6 colheres de sopa. nata

- 2 colheres de chá. óleo vegetal
- 1 xícara de salsa
- 3 xícaras de folhas de espinafre, picadas
- 1 cebola em cubos
- 6 tortillas de trigo integral, aquecidas
- 1 xícara de grãos de milho
- 1 ½ xícara de arroz integral cozido

INSTRUÇÕES DE COZIMENTO

1. Primeiro, pegue o óleo vegetal em uma frigideira em fogo médio.
2. Refogue a cebola até ficar macia.
3. Adicione os grãos de milho e continue mexendo até dourar.
4. Misture o arroz e o frango.
5. Misture o creme azedo e salsa.
6. Organize o espinafre em cima de cada tortilla.
7. Encha a mistura de frango por cima.
8. Dobre a parte superior, enrole bem e prenda.
9. Repita a mesma receita com o resto das tortillas.

Peito De Peru Alecrim

Rendimentos: 6 porções

Porção: 1 filé de peito de peru

Tempo de Preparação: 20 minutos

Tempo de cozimento: 1 hora e 45 minutos

Tempo total: 2 horas e 5 minutos

INGREDIENTES

- filé de peito de peru de 5 lb.
- 2 colheres de sopa. manteiga derretida
- 1 colher de chá. sal grosso
- 1 Colher de Sopa. folhas de alecrim fresco picado
- 2 colheres de sopa. folhas frescas de sálvia picadas
- 1 colher de chá. Pimenta preta da terra

INSTRUÇÕES DE COZIMENTO

1. Primeiro pré-aqueça seu forno a 325 * f.
2. Em seguida, em uma tigela, pegue as ervas, sal e pimenta e misture bem.
3. Esfregue a parte superior dos filés de peru com manteiga.
4. Pulverize a mistura de ervas em todo o peru.
5. Organize corretamente os filés em uma assadeira.
6. Depois assar por 1 hora e 15 minutos.
7. E aumente a temperatura para 425 * F.
8. Assar o peru por 30 minutos.
9. Deixe esfriar na geladeira por 15 minutos.
10. Sirva enquanto está quente.

Frango À Parmegiana Assado

Rendimentos: 6 porções

Porção: 1 filé de peito de frango

Tempo de Preparação: 15 minutos

Tempo de cozimento: 40 minutos

Tempo Total: 55 minutos

INGREDIENTES

- 2 colheres de sopa. tomilho fresco picado
- 1 ovo
- 6 filés de peito de frango, sem ossos e sem pele
- ¼ xícara de leite com baixo teor de gordura
- ½ xícara de queijo parmesão ralado
- Spray para cozinhar
- ¾ xícara panko breadcrumbs
- tsp. Sal marinho fino

INSTRUÇÕES DE COZIMENTO

1. Primeiro pré-aqueça seu forno até 425 * F.
2. Coloque uma grelha no topo da assadeira.
3. Cubra com spray de óleo de cozinha.
4. Pegue uma tigela e misture bem o ovo e o leite.
5. Em outra tigela, misture o queijo, a farinha de rosca, o sal e o tomilho e misture bem.
6. Mergulhe cada um dos filés de frango na mistura de ovos e, em seguida, draga com a mistura de migalhas de pão.
7. Em seguida, coloque os pedaços de frango à milanesa na grelha.
8. Asse no forno por 35 - 40 minutos ou até dourar.

Frango Posole

Rendimentos: 8 porções

Porção: 1 tigela

Tempo de Preparação: 15 minutos

Tempo de cozimento: 30 minutos

Tempo total: 45 minutos

INGREDIENTES

- 1 Colher de Sopa. óleo de canola
- tsp. Pimenta-caiena
- 1 cebola em cubos
- 2 ½ xícaras de grãos de milho
- 2 limes, cortados em fatias
- 5 xícaras de folhas de acelga e caules picados
- 3 colheres de sopa. orégano picado
- 5 pimentas poblano fatiadas
- 5 ½ xícara de caldo de frango com teor de sódio reduzido
- ½ colher de chá. sal marinho
- 1 ½ lb de peito de frango (desossado e sem pele)
- 5 dentes de alho picados

INSTRUÇÕES DE COZIMENTO

1. Despeje o óleo de canola em uma panela de sopa em fogo médio.
2. Em seguida, adicione cebola, alho e pimenta no óleo.
3. E cozinhe por 8 minutos.
4. Adicione o caldo, sal e frango na mistura.
5. Em seguida, cozinhe por 20 minutos.
6. Retire a panela do fogo.

7. Retire o frango e raspe-o ou pique-o em uma tábua de cortar muito bem.

8. Deite novamente na panela e adicione o milho, a acelga e o orégano.

9. Tempere com a pimenta de Caiena e decore com as fatias de limão antes de servir.

Capítulo Dez

Receitas Vegan / Vegetariana

Vegan Deviled "Ovos"

Rendimentos: 12 porções

Tamanho da dose: 1 "ovo"

Tempo de Preparação: 15 minutos

Tempo de cozimento: 30 minutos

Tempo total: 45 minutos

INGREDIENTES

- ¼ xícara de tofu de seda, escorrido
- ½ xícara de maionese vegan
- 12 batatinhas, cortadas ao meio transversalmente
- 2 colheres de chá. azeite extra-virgem
- 1 colher de chá. açafrão
- 1 Colher de Sopa. Mostarda de Dijon
- ½ colher de chá. sal grosso
- Spray para cozinhar
- ¼ colher de chá. pimenta preta moída na hora
- 1 colher de chá. colorau

1. Pré-aqueça seu forno até 350 * F.
2. Pulverize a assadeira com o spray de cozinha.
3. Coloque as batatas em uma tigela grande.
4. Em seguida, despeje o azeite sobre as batatas e misture bem.
5. Deite-os na assadeira com o lado cortado para baixo.
6. E assado por 30 minutos.
7. Retire as batatas do forno e deixe esfriar.
8. Retire a parte do meio das batatas.
9. Coloque isso no processador de alimentos junto com o restante dos ingredientes.
10. Bata até ficar liso.
11. Encha a batata em metades com esta mistura.
12. Refrigere na geladeira por meia hora antes de servir.

Tempeh e prato de tofu

Rendimentos: 4 porções

Porção: 1 tigela

Tempo de Preparação: 10 minutos

Tempo de cozimento: 35 minutos

Tempo total: 45 minutos

INGREDIENTES

- 2 colheres de sopa. salsa picada
- ½ xícara de tempê, fatiado
- 20 oz. arroz de jasmim, cozido
- 2 dentes de alho picados e triturados

- 1 pimentão verde picado
- 1 xícara de aipo picado
- 1 cebola picada
- 14,5 oz. feijão enlatado
- ½ xícara de tofu fatiada

INSTRUÇÕES DE COZIMENTO

1. Primeiro, cozinhe o tempeh em uma frigideira por 20 minutos.
2. Em seguida, adicione a cebola, alho, pimentão e aipo. E cozinhe por 5 minutos.
3. Despeje esta mistura em uma panela de sopa.
4. Adicione o tofu e feijão nele.
5. Em seguida, cubra o pote.
6. Deixe ferver por 30 minutos.
7. Sirva a mistura de tempeh com arroz cozido e salsa.

Pimentos mexidos e cogumelos

Rendimentos: 4 porções

Porção: 1 xícara

Tempo de Preparação: 15 minutos

Tempo de cozimento: 10 minutos

Tempo Total: 25 minutos

INGREDIENTES

- 1 colher de chá. manjericão seco
- ½ colher de chá. caril em pó
- 1 cebola picada

- ½ colher de chá. alho granulado
- 6 cogumelos frescos picados
- ½ pimentão verde picado
- Pimenta preta a gosto
- ½ pimentão vermelho picado
- 1 Colher de Sopa. tamari de sódio reduzido
- 1 colher de chá. óleo vegetal
- 1 Colher de Sopa. Mirin
- 16 oz. tofu firme, drenado e amassado

INSTRUÇÕES DE COZIMENTO

1. Leve o óleo vegetal para uma frigideira.
2. Cozinhe a cebola, o cogumelo e o pimentão por 5 minutos no óleo.
3. Misture o tamari, mirin, tofu, curry em pó e alho.
4. Reduza o calor.
5. E cozinhe por mais 5 minutos.
6. Decore com pimenta antes de servir.

Frittata vegan com espargos e tofu

Rendimentos: 6 porções

Tamanho da dose: 1 fatia

Tempo de Preparação: 15 minutos

Tempo de cozimento: 30 minutos

Tempo total: 45 minutos

INGREDIENTES

- ½ xícara de leite de coco
- 14 oz. tofu de seda, drenado
- Pimenta preta a gosto
- 1 xícara de alho-poró picado
- ¼ colher de chá. açafrão moído
- 3 colheres de sopa. levedura nutricional
- ½ xícara de manjericão fresco picado
- ½ xícara de espargos
- 1 Colher de Sopa. tahine
- 2 colheres de sopa. amido de milho
- 14 oz. tofu firme, escorrido e esfarelado
- ¼ xícara de azeitonas Kalamata picadas e picadas
- ½ xícara de pimentão vermelho assado e picado

INSTRUÇÕES DE COZIMENTO

1. Pré-aqueça o forno a 400 * F.
2. Forre uma frigideira refratária com velino.
3. Coloque o leite de coco, tofu de seda, tahine, amido de milho, açafrão, fermento e pimenta preta em um processador de alimentos.
4. Bata até ficar liso.
5. Coloque uma frigideira em fogo médio.
6. Cozinhe o alho-poró por 5 minutos.
7. Adicione as pontas de espargos, tofu desintegrado, azeitonas e pimentões vermelhos nele.
8. Cozinhe por mais 5 minutos.
9. Coloque este e o purê de tofu em uma tigela e misture bem.
10. Em seguida, adicione essa combinação na frigideira refratária.
11. Asse no forno por 20 minutos.

12. Deixe esfriar antes de fatiar.

Capellini & Legumes Assados

Rendimentos: 4 porções

Porção: 1 tigela

Tempo de Preparação: 15 minutos

Tempo de cozimento: 1 hora e 5 minutos

Tempo total: 1 hora e 20 minutos

INGREDIENTES

- ½ colher de chá. araruta
- 10 dentes de alho descascados e cortados ao meio
- 1 Colher de Sopa. vinagre balsâmico
- 1 xícara de vinho tinto
- Pimenta preta a gosto
- 3 tomates em cubos
- 1 bolbo de erva-doce, em cubos
- 2 colheres de chá. azeite
- ¼ colher de chá. flocos de pimenta vermelha, esmagados
- 8 oz. massa capellini, cozida de acordo com as instruções da embalagem
- ¼ colher de chá. orégano inteiro seco
- 8 oz. cebola cippolini, em cubos

INSTRUÇÕES DE COZIMENTO

1. Primeiro pré-aqueça seu forno a 375 * F.

2. Coloque o alho, cebola e azeite em uma assadeira.

3. Mexa para misturar.

4. Tempere com a pimenta preta.

5. E asse por 30 minutos, mexendo na metade.

6. Adicione os tomates, erva-doce, pimentão e orégano.

7. Asse por mais 15 minutos.

8. Em seguida, despeje o vinagre e o vinho e adicione a araruta.

9. Asse por 25 minutos.

10. Decore a mistura de vegetais derramando massa no topo e sirva.

Batata e cogumelo Hash

Rendimentos: 6 porções

Porção: 1 xícara

Tempo de preparação: 5 minutos

Tempo de cozimento: 50 minutos

Tempo Total: 55 minutos

INGREDIENTES

- 4 dentes de alho picados e triturados
- Salsa picada para guarnecer
- 3 batatas roxas picadas
- 1 cebola em cubos
- 3 batatas grandes, em cubos
- 1 libra de cogumelos picados
- 4 folhas frescas de sálvia, cortadas em fatias finas

1. Pré-aqueça seu forno a 375 * F.

2. Organize as batatas em uma assadeira.

3. Assar por 30 minutos.

4. Coloque uma frigideira em fogo médio.

5. Refogue a cebola e os cogumelos por 10 minutos.

6. Em seguida, adicione as batatas assadas, sálvia e alho para ele.

7. Cozinhe por mais 10 minutos.

8. Decore com a salsa antes de servir.

Molho Vegano "Hollandaise"

Rendimentos: 2 a 3 porções

Tamanho da dose: 1 colher de sopa

Tempo de preparação: 5 minutos

Tempo de cozimento: 0 minutos

Tempo Total: 5 minutos

INGREDIENTES

- ¼ colher de chá. Pimenta-caiena

- ½ colher de chá. açafrão moído

- ½ xícara de água morna

- 2 colheres de chá. Mostarda de Dijon

- 1 Colher de Sopa. suco de limão

- ¾ xícara de manteiga de caju orgânica

- 1 colher de chá. pó de alho

- 1 colher de chá. raspas de limão

INSTRUÇÕES DE COZIMENTO

1. Tome todos os ingredientes em um liquidificador ou processador de alimentos.
2. Bata até ficar liso.
3. Em seguida, sirva com bolachas.

Tofu Scramble

Rendimentos: 4 porções
Porção: 1 xícara
Tempo de preparação: 5 minutos
Tempo de cozimento: 8 minutos
Tempo total: 13 minutos

INGREDIENTES

- tsp. Sal marinho fino
- ½ pimentão amarelo, cortado em quarto
- 3 dentes de alho
- ½ cebola, corte de um quarto
- 14 oz. tofu firme, escorrido e esfarelado
- 1 tomate, quarto de corte
- 2 xícaras de folhas de espinafre

INSTRUÇÕES DE COZIMENTO

1. Primeiro adicione o pimentão, tomate, espinafre, alho e cebola ao helicóptero.

2. Pulso até ficar bem picado.

3. Em seguida, cozinhe (ferva) essa mistura em uma frigideira em fogo médio.

4. E adicione o tofu e tempere com sal.

5. Cozinhe por 8 minutos.

6. E sirva enquanto estiver quente.

Chili de pimenta vegetariana

Rendimentos: 4 porções

Porção: 1 tigela

Tempo de preparação: 5 minutos

Tempo de cozimento: 35 minutos

Tempo total: 40 minutos

INGREDIENTES

- 15 oz. feijão enlatado, lavado e escorrido
- ½ xícara de cebola picada
- 1 ½ xícara de pimentão
- 1 Colher de Sopa. pimentas chipotle em molho adobo, picado
- 1 oz. mistura de tempero de pimentão
- 1 xícara de água
- 2 colheres de sopa. óleo vegetal
- 1 Colher de Sopa. nata
- ½ xícara de cenoura picada
- 1 colher de chá. cebolinha picada
- 15 oz. feijão preto enlatado, lavado e escorrido
- 28 oz. tomates em cubos enlatados, não drenados
- 2 colheres de sopa. queijo cheddar ralado

INSTRUÇÕES DE COZIMENTO

1. Primeiro despeje o óleo vegetal em uma panela em fogo médio.
2. Em seguida, cozinhe a cebola e as cenouras no azeite por 3 minutos.
3. Adicione os pimentões, chipotles e temperos e misture bem.
4. Adicione a água, os feijões e os tomates.
5. Deixe ferver por 30 minutos.
6. Em seguida, sirva com o queijo, cebolinha e creme azedo.

Torrada francesa de amêndoa

Rendimentos: 6 porções

Tamanho da dose: 2 fatias de pão

Tempo de preparação: 5 minutos

Tempo de cozimento: 5 minutos

Tempo Total: 10 minutos

INGREDIENTES

- 1 xícara de leite de amêndoa sem açúcar
- ¼ colher de chá. extrato de amêndoa pura
- ¼ colher de chá. canela em pó
- ¼ xícara de purê de tofu
- Spray para cozinhar
- 12 fatias de pão integral
- Açúcar em pó
- 2 colheres de sopa. manteiga de amêndoa

- 6 colheres de sopa. amêndoas, torradas e slivered

INSTRUÇÕES DE COZIMENTO

1. Tome o tofu, canela, leite de amêndoa, extrato de amêndoa e manteiga de amêndoa no liquidificador. Misture até ficar liso.
2. Em seguida, despeje a mistura em um prato raso.
3. Cubra uma frigideira com óleo de cozinha.
4. Coloque isso em fogo médio.
5. Em seguida, mergulhe cada uma das fatias de pão na mistura de leite de amêndoa.
6. Brown na frigideira.
7. E cozinhe por cerca de 2 minutos.
8. Vire e cozinhe o outro lado por 2 minutos.
9. Decore com o açúcar de confeiteiro e as amêndoas.

Hamburguer Vegetariano

Rendimentos: 6 porções

Tamanho da dose: 1 empada redonda e 1 fatia de queijo

Tempo de Preparação: 30 minutos

Tempo de cozimento: 1 hora e 30 minutos

Tempo Total: 2 horas

INGREDIENTES

- 1 colher de chá. sal marinho
- Pimenta preta a gosto
- 2 fatias de pão

- 2 colheres de sopa. azeite extra-virgem, dividido
- 1 cebola em cubos
- 1/4 xícara de arroz vermelho
- 6 fatias de queijo cheddar com baixo teor de gordura
- ½ xícara de cogumelos porcini secos
- 1 xícara de água quente
- 2 dentes de alho picados e triturados
- 1 cenoura em cubos
- 8 oz. cogumelos frescos picados
- 1 colher de chá. tomilho seco

INSTRUÇÕES DE COZIMENTO

1. Primeiro mergulhe os cogumelos secos em água quente por 20 minutos.
2. Satanás o líquido e pique os cogumelos na tábua de cortar.
3. Em seguida, moa o pão até que ele se transforme em migalhas finas.
4. Despeje metade do azeite em uma panela.
5. Refogue a cebola, o alho e a cenoura por 5 minutos.
6. Em seguida, adicione os cogumelos frescos e secos.
7. Tempere com o tomilho, sal e pimenta preta.
8. Adicione o arroz e misture bem.
9. Deixe ferver e deixe cozinhar por 55 minutos.
10. Misture a farinha de rosca e transfira a mistura para uma tigela.
11. Faça 6 rissóis redondos da mistura.
12. Brown rissóis na panela por 5 minutos em ambos os lados.
13. Decore com o queijo cheddar.

Ratatouille Assado

Rendimentos: 10 porções

Porção: 1 xícara

Tempo de Preparação: 15 minutos

Tempo de cozimento: 1 hora e 5 minutos

Tempo total: 1 hora e 20 minutos

INGREDIENTES

- 1 libra de abóbora, em cubos
- ¼ xícara de azeite
- 1 lb berinjela, em cubos
- ½ lb cebola amarela, em cubos
- ½ lb pimentão vermelho, cortado em cubos
- 3 colheres de sopa. orégano fresco picado
- 3 dentes de alho, esmagados e picados
- 3 oz. alcaparras, escorridas
- ¼ colher de chá. pimenta preta moída na hora
- ¼ colher de chá. Sal marinho fino
- 1 lb tomates grandes, em cubos
- 1 libra de abobrinha, em cubos

INSTRUÇÕES DE COZIMENTO

1. Primeiro pré-aqueça seu forno a 400 * F.
2. Coloque a berinjela em sal. Escorra em uma peneira.
3. Em uma tigela grande, misture os tomates, orégano, alho e pimenta preta.

4. Em seguida, em uma tigela separada, misture a berinjela, o pimentão, a cebola, a abobrinha e a abóbora com azeite.

5. E coloque a mistura de legumes em uma assadeira.

6. Asse por 45 minutos.

7. Deite a mistura de tomate na parte superior.

8. E asse por mais 20 minutos.

9. Adicione as alcaparras e misture antes de servir.

Berinjela Vegana "Bacon

Rendimentos: 8 porções

Tamanho da dose: 3 a 4 fatias

Tempo de preparação: 2 horas 10 minutos

Tempo de cozimento: 1 hora e 30 minutos

Tempo Total: 3 horas e 40 minutos

INGREDIENTES

- 1 Colher de Sopa. azeite
- 2 colheres de sopa. vinagre de cidra
- ½ colher de chá. páprica defumada
- 1 ½ colher de chá. Sal marinho fino
- 1 berinjela cortada longitudinalmente em quartos
- ¼ xícara de açúcar mascavo
- 1 Colher de Sopa. tamari de baixo teor de sódio
- ¼ xícara de água
- Spray para cozinhar

INSTRUÇÕES DE COZIMENTO

1. Fatie a berinjela bem fininha.
2. Coloque em uma peneira.
3. Polvilhe com o sal.
4. Aguarde 1 hora para se livrar do excesso de umidade.
5. Enxagúe e seque com papel toalha.
6. Em uma tigela pequena, misture muito bem a água, o vinagre, o açúcar, o tamari, o óleo e a páprica.
7. Em seguida, marinar as fatias de berinjela nesta mistura por 1 hora.
8. Depois, pré-aqueça o forno a 250 * F.
9. Unte a assadeira.
10. Organize as fatias de berinjela em uma única camada.
11. E assar por 1 hora e meia, ou até ficar crocante.

Tempeh Stroganoff

Rendimentos: 4 porções
Porção: 1 tigela
Tempo de Preparação: 15 minutos
Tempo de cozimento: 15 minutos
Tempo Total: 30 minutos

INGREDIENTES

- ½ cebola, cortada em fatias finas
- 2 dentes de alho picados e triturados
- 1 Colher de Sopa. óleo vegetal
- 2 xícaras de arroz integral cozido

- 2 colheres de sopa. salsa picada
- 1 colher de chá. óleo de gergelim, torrado
- 4 oz. creme azedo vegan reduzido
- 1 Colher de Sopa. molho vegetariano Worcestershire
- 1 cogumelo Portobello grande, caule removido e fatiado
- 1 pacote de molho vegetariano, preparado de acordo com as instruções da embalagem
- 8 oz. Tempeh, cortado em tiras

INSTRUÇÕES DE COZIMENTO

1. Despeje o óleo vegetal em uma frigideira em fogo médio.
2. Em seguida, cozinhe as tiras do forno até dourar dos dois lados.
3. Retire da panela e reserve.
4. Cozinhe a cebola e o alho na mesma panela por 5 minutos.
5. Deite o óleo de gergelim e o molho Worcestershire.
6. Adicione os cogumelos e cozinhe até ficarem macios.
7. Retorne o tempeh para a panela.
8. E misture a mistura de molho preparado.
9. Adicione o creme azedo vegan.
10. Cozinhe até aquecer.
11. Coloque o arroz no topo e decore com a salsa.

Pudim de Pão Vegano

Rendimentos: 8 porções

Porção: 1 xícara

Tempo de Preparação: 10 minutos

Tempo de cozimento: 1 hora

Tempo total: 1 hora e 10 minutos

INGREDIENTES

- ¼ xícara de cebolinha fresca
- 6 xícaras de cubos de pão integral
- ⅓ xícara de farinha de linhaça
- 1 litro de tofu de seda
- 12 oz. tiras de tempeh, desintegradas
- 1 lb de espargos, cortado, fatiado e dividido
- ¼ colher de chá. Sal marinho fino
- Spray para cozinhar
- 3 xícaras de leite de amêndoa sem açúcar
- ¼ colher de chá. pimenta preta moída na hora
- ¼ xícara de salsa fresca

INSTRUÇÕES DE COZIMENTO

1. Pré-aqueça o forno a 350 * F.
2. Cubra uma caçarola com spray de cozinha.
3. Em um processador de alimentos, adicione o leite de amêndoa, farinha de linhaça, tofu, sal e pimenta.
4. Em um prato, misture a salsa, cebolinha, cubos de pão e tempeh.
5. Deite a mistura de leite de amêndoa na mistura de pão.
6. Transfira para sua caçarola e pressione suavemente.
7. Espalhe uma camada de espargos em cima dela.
8. Em seguida, assar por 50 minutos.

Conclusão

Para viver saudável, você precisa observar o que come. Se você quiser ficar livre de doenças e todos os tipos de condições de saúde, é uma obrigação para comer alimentos integrais naturais. A dieta alimentar integral ajuda-o a atingir este objectivo, enfatizando os alimentos integrais e eliminando os alimentos que têm efeitos negativos adversos na sua saúde durante 30 dias. Uma dieta com alimentos integrais ajuda você a se importar com o que coloca em seu corpo e a concentrar sua atenção na saúde.

Com este tipo de dieta, você também irá desfrutar de deliciosos e satisfatórios pratos sem colocar sua saúde em risco.

****

Obrigado pela leitura! Se você gostou deste livro ou achou útil, eu ficaria muito grato se você publicasse uma breve revisão na Amazon. Seu apoio realmente faz a diferença e eu leio todos os comentários pessoalmente para que eu possa obter seu feedback e tornar este livro ainda melhor.

"Obrigado novamente pelo seu apoio!"